GUERRE

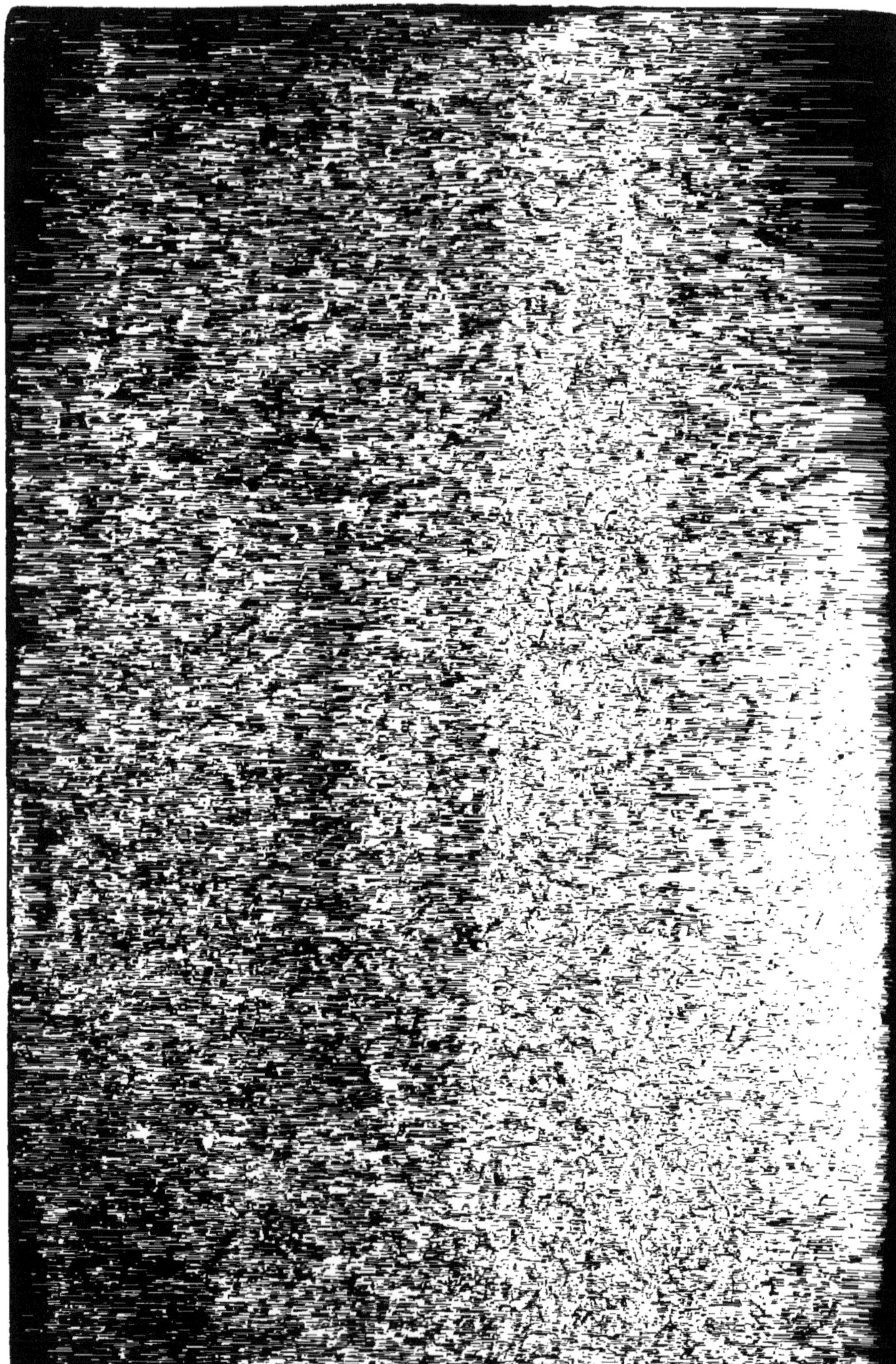

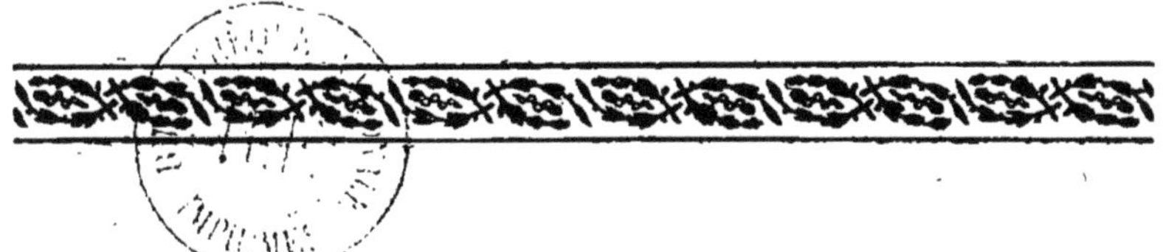

COLLECTION de PRÉCIS de MÉDECINE et de CHIRURGIE de GUERRE

Les Traités de Médecine et de Chirurgie parus avant la guerre conservent actuellement toute leur valeur, mais ils ne contiennent pas les notions nouvelles nées des récents événements. — L'heure n'est cependant pas encore venue d'incorporer à ces ouvrages les données acquises dans les Ambulances, les Hôpitaux et les Laboratoires d'Armées. Ce sera la tâche de demain, dans le silence et avec le recul qui conviennent au travail scientifique.

Il était cependant nécessaire que les Médecins aient, dès à présent, entre les mains une mise au point et un résumé des travaux qui ont fait l'objet des nombreux Mémoires publiés dans les revues spéciales et qu'ils soient armés, pour la pratique journalière, d'ouvrages courts, maniables et écrits dans un dessein pratique.

C'est à ce but que répond cette COLLECTION. Nous publions, sur chacune des multiples questions qui préoccupent les médecins, de courtes monographies dues à quelques-uns des spécialistes qui ont le plus collaboré aux progrès récents de la Médecine et de la Chirurgie de Guerre.

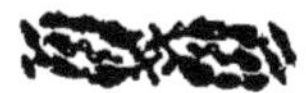

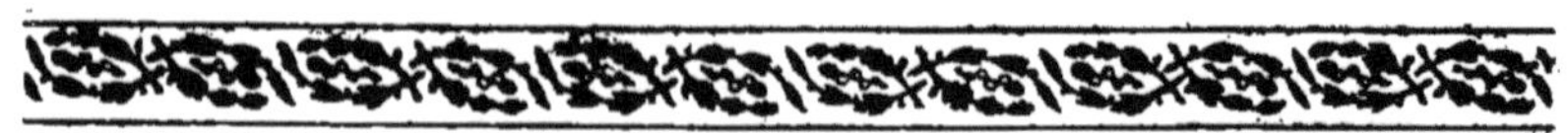

COLLECTION de PRÉCIS de MÉDECINE et de CHIRURGIE de GUERRE

VOLUMES PARUS (1ᵉʳ OCTOBRE 1916) :

La Fièvre typhoïde et les Fièvres paratyphoïdes. (*Symptomatologie. Etiologie. Prophylaxie*), — par H. VINCENT, Médecin-Inspecteur de l'Armée, Membre de l'Académie de Médecine, et L. MURATET, Chef des Travaux à la Faculté de Médecine de Bordeaux.

Formes cliniques des Lésions des Nerfs, — par Mᵐᵉ ATHA-NASSIO-BENISTY, Interne des Hôpitaux de Paris, avec Préface du Pʳ Pierre MARIE, Membre de l'Académie de Médecine (*avec 81 figures originales et 7 planches hors texte en noir et en couleurs*).

Les formes anormales du Tétanos, — par COURTOIS-SUFFIT, Médecin des Hôpitaux de Paris, et R. GIROUX, Interne Pr. des Hôpitaux, avec Préface du Professeur F. WIDAL.

Les Blessures de l'abdomen, — par J. ABADIE (d'Oran), Correspondant National de la Société de Chirurgie, avec Préface du Dʳ J.-L. FAURE (*avec 69 fig. et 4 planches hors texte*).

Les Séquelles Ostéo-Articulaires *des Plaies de guerre,* — par Aug. BROCA, Professeur d'Anatomie topographique à la Faculté de Médecine de Paris (*avec 112 figures originales*).

Traitement des Fractures, — par R. LERICHE, Professeur agrégé à la Faculté de Médecine de Lyon. (*2 volumes.*)
TOME I. — *Fractures articulaires (avec 97 figures).*

PARAITRONT EN OCTOBRE :

Traitement des Fractures, — par R. LERICHE.
TOME II (et dernier). — *Fractures diaphysaires.*

@ COLLECTION HORIZON @
PRÉCIS DE MÉDECINE ET
DE CHIRURGIE DE GUERRE

LES SÉQUELLES
OSTÉO-ARTICULAIRES
DES PLAIES DE GUERRE

PAR

A. BROCA

Professeur d'Anatomie topographique
à la Faculté de Médecine de Paris.

Avec 112 figures dans le texte

MASSON ET CIE, ÉDITEURS
LIBRAIRES DE L'ACADÉMIE DE MÉDECINE
120, BOULEVARD SAINT-GERMAIN, PARIS, VIe
1916

PRÉFACE

Les hommes qui, avant la guerre, avaient quelques connaissances en pathologie osseuse, ont été assez surpris des idées émises par certains personnages importants sur l'innocuité habituelle des fractures par armes à feu, sur leur asepsie ordinairement suffisante, du moins, pour permettre, sous emballage, un transport à grande distance et contre-indiquer une opération précoce. Ils ont été encore plus surpris de voir que ces fractures, trouvées infectées (souvent gravement) au déballage ont été trop souvent soumises à un traitement insuffisant : après arrêt des phénomènes infectieux, après consolidation, beaucoup de médecins ont eu tendance à considérer comme négligeable la fistule persistante, à croire qu'elle se cicatriserait sans difficulté en assez peu de temps, avec l'aide, au besoin, de l'héliothérapie et même — ô hérésie ! — du massage. Ils méconnaissaient l'histoire, classique cependant, de l'ostéomyélite prolongée spontanée ou traumatique, des séquestres invaginés, des attitudes articulaires vicieuses, etc. Et nous avons vu s'éterniser des lésions qui sont justiciables de la chirurgie active : non point de ces curettages dont on a usé et abusé, mais de larges évidements. Ce livre, d'où l'on conclura sans doute que l'instruction en chirurgié « civile » est utile en chirurgie militaire, me paraît donc de quelque utilité.

Je remercie Mlle S. Chérier du soin avec lequel elle a exécuté, sous ma direction, les nombreux dessins radiographiques ici reproduits. Car je persiste à dire que, pour ces reproductions, un schéma honnête est un document aussi véridique qu'une simili que je persiste à déclarer truquable à volonté. Et le schéma a l'avantage : 1° du bon marché ; 2° de la clarté. Et grâce à ce bon marché, qu'aujourd'hui on trouve appréciable, j'ai appris avec plaisir que pour les autres volumes de cette collection on employait largement le procédé par moi mis au point. avec mon ami Steinheil, à propos de mon *Traité de chirurgie infantile.* Ce procédé a le défaut d'exiger un auteur qui sache à la fois lire une radiographie et diriger un dessinateur : ceux qui, plus rares qu'on ne le pense. possèdent ces deux qualités. constateront, j'espère, qu'il restera bon en temps de paix et me remercieront. peut-être, de l'avoir enseigné à mon ami P. Masson.

LES SEQUELLES
OSTÉO-ARTICULAIRES
DES PLAIES DE GUERRE

CHAPITRE I

CALS VICIEUX

Les cals vicieux sont d'observation courante à la suite des fractures par armes à feu : perte de substance osseuse immédiate ou consécutive, plaie des parties molles empêchant l'application méthodique d'un appareil de choix, infection plus ou moins prolongée de l'os sont les causes de la fréquence avec laquelle nous observons :

1° Les cals vicieux, par raccourcissement ou par déviation de l'axe ;

2° Les cals hypertrophiques ;

3° Les retards et même les absences de consolidation.

Je ne m'étendrai cependant que peu sur ces diverses lésions, parce que leurs particularités en chirurgie de guerre sont peu importantes. Sauf une que je mets en vedette, et que je signalerai à maintes reprises, sans craindre la répétition : le réveil fréquent, spontané ou provoqué, de l'infection initiale, après des assoupissements même prolongés et d'apparence complets.

I. — RACCOURCISSEMENT ET DÉVIATIONS

Une fracture, quelle qu'elle soit, se consolide :

1° par une virole d'ossification sous-périostée, de formation rapide, destinée à la résorption partielle ou totale : c'est le cal provisoire de Dupuytren ;

2° par un cal interfragmentaire, définitif, qui s'organise peu à peu sous l'ap-

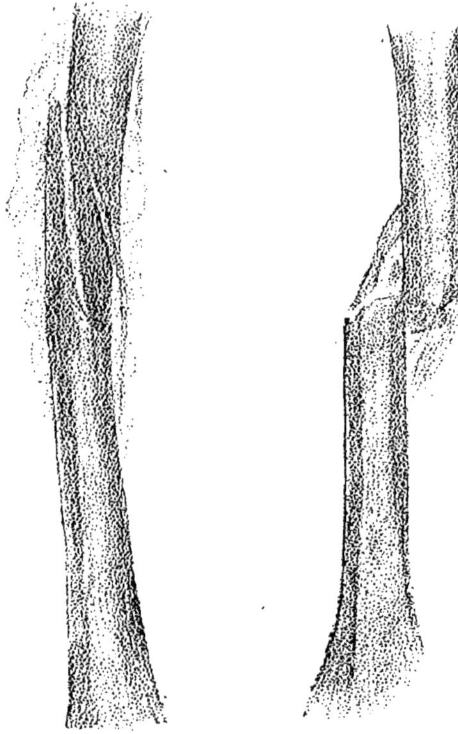

FIG. 1.

FIG. 2.

FIG. 1. — Cal sous-périosté d'un mois ; fracture sans déplacement du fémur chez un enfant ; trait interfragmentaire très transparent.

FIG. 2. — Cal par ossification du périoste, décollé dans le sens du déplacement ; fracture à déplacement transversal complet, sans chevauchement.

FIG. 3. — Fracture à déplacement transversal et à chevauchement. Cal par ossification du périoste décollé sur un seul versant (fig. 4).

Ces cals périostiques permettent la marche malgré la calcification peu avancée qu'indique leur transparence relative.

pui du cal périostique.

Ces deux formations sont d'importance et de persistance fort inégale selon que la frac-

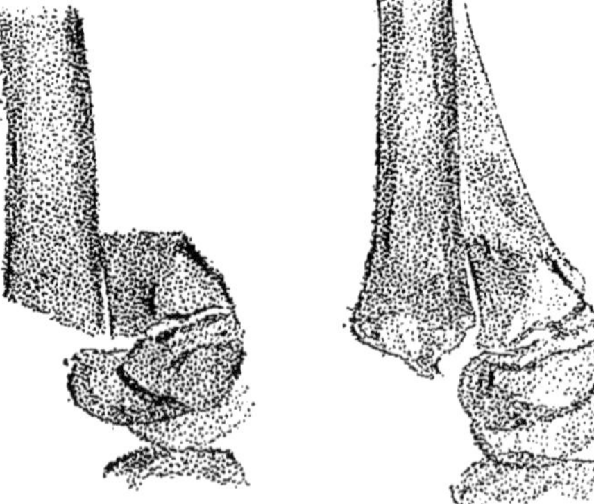

FIG. 3.

FIG. 4.

ture est bien ou mal réduite, infectée ou non infectée.

Prenons comme point de comparaison initial, le cas d'une *fracture simple et sans déplacement*, ou à déplacement complètement corrigé. La virole sous-périostée, de petit volume, se résorbe rapidement et seul persiste le cal interfragmentaire ; l'os conserve, presque sans trace appréciable, sa forme, sa longueur, sa structure (fig. 1).

Lorsque la réduction est

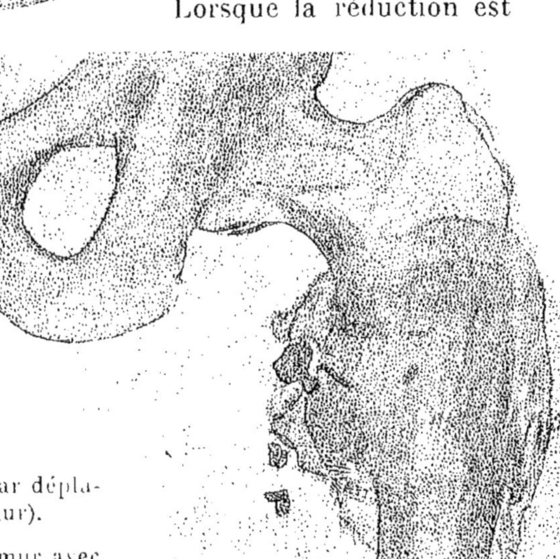

Fig. 5.

Fig. 5. — Cal en crosse par déplacement angulaire (fémur).

Fig. 6. — Fracture du fémur avec raccourcissement sans angulation ni chevauchement, par perte de substance (balle éclatée).

Fig. 6.

imparfaite, c'est au contraire le cal sous périostique qui passe au premier plan, parfois de façon définitive.

S'il persiste un déplacement, en effet, les lames périostiques décollées subissent une ossification intense, pour suppléer à la soudure difficile entre les fragments mal au contact.

En cas de simple *déplacement selon l'épaisseur*, on voit sur la figure 2 comment le cal périostique rétablit avec solidité la continuité du levier osseux ; puis il se modèle, mais il se résorbe peu ; l'os consolidé est en bayonnette et un peu volumineux, mais sans raccourcissement.

Le schéma est le même s'il y *chevauchement*, c'est-à-dire ascension du fragment inférieur le long du supérieur

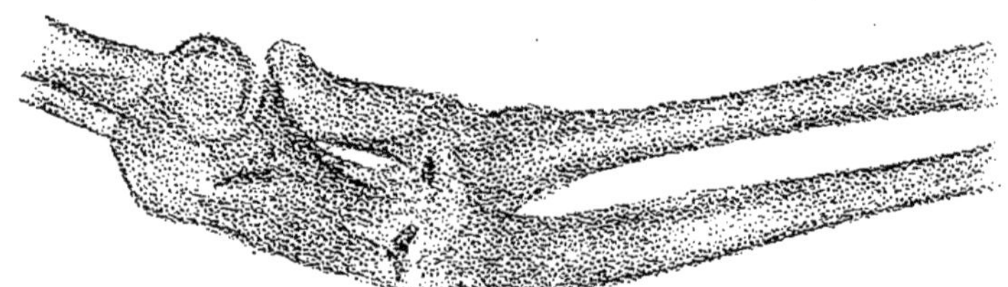

Fig. 7. — Fracture de l'avant-bras consolidée en pronation et avec soudure interrosseuse. Séquestres. Balle le 26 janvier 1915 ; radio le 17 février 1916.

auquel il reste parallèle (fig. 3). Mais les bouts fracturés ont perdu tout contact, seules se touchent, sans appui selon l'axe, les faces dénudées des diaphyses, d'où cal interfragmentaire lent à se former et lent surtout à pouvoir supporter une pression parallèle au membre : le cal est volumineux — ne fût-ce que par doublement d'épaisseur de l'os ancien — pendant longtemps ou même toujours périostique surtout et le raccourcissement est obligatoire (fig. 4).

Par l'*angulation*, l'appui direct des bouts fracturés l'un sur l'autre est plus compromis encore. Au bloc osseux sous-périosté qui se forme dans l'aire de l'angle revient, primitivement et définitivement, le rôle principal : cal en crosse toujours volumineux, et raccourcissement obligatoire (fig. 5).

Ces deux déviations sont fréquentes, et l'on doit reconnaître que cela tient en partie à des erreurs de technique. Mais il est certain que souvent aussi elles sont inévitables, la gravité des accidents infectieux immédiats, puis l'étendue et la disposition des plaies ayant mis obstacle à un appareillage correct, primitif ou secondaire.

Je n'insiste pas davantage sur ces causes, l'étude des accidents précoces ne rentrant pas dans le cadre de ce volume, où je n'ai à m'occuper que des lésions tardives, constituées.

En chirurgie de guerre, et surtout au fémur, se produisent avec une fréquence toute spéciale des *raccourcissements vrais,* sans chevauchement ni angulation, quel que soit le soin avec lequel ait été dirigé l'appareillage (fig. 6). Nous ne pouvons rien, en effet, contre l'étendue, souvent considérable, de la perte de substance osseuse. Si, par l'extension continue, nous diminuons le raccourcissement; si, en attendant comme je le dirai pour certaines ablations de séquestres, nous maintenons une longueur convenable à la gaine périostique en voie· d'ossification, il n'en reste pas moins vrai que la consolidation ne peut s'obtenir, dans bien des cas, sans une ascension notable du fragment inférieur vers le supérieur. Dans ces conditions il est de règle, presque sans exception, que l'ostéomyélite aiguë, puis prolongée, constitue la donnée la plus importante du problème thérapeutique. Une perte de substance semblable sur un seul des deux os à l'avant-bras ou à la jambe a la pseudarthrose pour conséquence presque obligatoire.

A l'avant-bras, la consolidation vicieuse, avec attitude des *fragments inférieurs en pronation* sur les fragments supérieurs en supination, est fréquente. C'est une lésion bien connue en chirurgie civile sous le nom de « décalage » et fort gênante fonctionnellement, car elle limite plus ou moins, quelquefois jusqu'à suppression complète, le mouvement de supination. Il est bon de répéter, toutes les fois qu'on en a l'occasion, que c'est la conséquence à peu près inévitable des fractures complètes de l'avant-bras traitées par immobilisation en demi-pronation, comme certains auteurs l'ont conseillé. La seule méthode recommandable est l'immobilisation, dans le plâtre, de l'avant-bras en supination. En chirurgie de guerre, les accidents phlegmoneux nous empêchent souvent d'agir ainsi; mais toutes les fois que c'est possible, ce doit être notre but.

Une mention doit être consacrée aux *soudures vicieuses de deux os voisins*. C'est une lésion sans importance à la jambe, mais fort gênante à l'avant-bras, où elle met obstacle définitif aux mouvements de pronation et de supination (fig. 7).

Les *moyens chirurgicaux* à employer dépendent des troubles fonctionnels créés par le cal vicieux.

Au membre supérieur, le raccourcissement de l'humérus n'a pas d'inconvénient fonctionnel notable et le traitement est nul. Au membre inférieur, au contraire, un raccourcissement qui dépasse 3 à 4 centimètres est gênant ; et nous en voyons de 10, 15 centimètres et plus.

Pour le *raccourcissement selon l'axe*, par perte de substance, notre unique ressource est dans la *chaussure orthopédique* à semelle élevée. Malgré l'entêtement des fabricants de « soulier pour coxalgie », notre but doit être de réaliser autant que possible la marche sur la plante du pied à plat : la bottine est moins disgracieuse si on élève le talon seulement et si l'on fait marcher en équinisme, mais de la sorte les orteils appuient par la pointe dans le bout de la chaussure, s'y coincent et supportent mal la fatigue. Dans les raccourcissements considérables, on est obligé de donner quelque obliquité à la semelle, mais on fera toujours grande attention à n'en donner que peu, pour éviter le glissement du pied en avant et en bas.

Depuis la guerre, on a mis au point un mode d'appareillage dans lequel un liège surélevé indépendant se fixe à une chaussure quelconque : d'où une économie notable puisqu'avec un seul liège on use plusieurs chaussures bon marché, tandis que la chaussure orthopédique proprement dite, à renouveler souvent, est toujours dispendieuse.

Les chevauchements, les cals angulaires en crosse, ceux du fémur surtout, sont en principe justiciables de l'ostéotomie, suivie de réduction et d'appareillage en bonne direction, avec extension continue. On obtient des résultats excellents, bien préférables à ceux de l'ostéoclasie, celle-ci était d'ailleurs inefficace contre le chevauchement. De même pour les synostases radiocubitales, l'ostéotomie seule peut corriger la difformité.

Mais ici intervient, en chirurgie de guerre, un facteur spécial.

D'une manière générale, on peut dire qu'en pratique civile nos fractures compliquées sont, pour les opérations orthopédiques, à peu près identiques à nos fractures simples : leur suppuration a été d'ordinaire modérée ; le cal se durcit assez vite et bien après les extractions de séquestres s'il en a été besoin, et après quelques mois d'attente nous ne sommes guère exposés à des reviviscences microbiennes.

En chirurgie de guerre, au contraire, les réveils infectieux sont bien plus fréquents et bien plus redoutables. En sorte que l'ostéotomie orthopédique devra être tardive et que nous nous abstiendrons pour des difformités légères, sans cela justiciables de notre intervention. C'est d'ailleurs une notion générale à retenir pour toutes les opérations orthopédiques nécessitées par les difformités consécutives aux plaies de guerre.

Malgré cette restriction, je crois qu'en principe mieux vaut l'ostéotomie que l'ostéoclasie. Il n'est pas démontré que la reviviscence microbienne soit moins à craindre après fracture sous-cutanée, et dans ces os, irréguliers à la fois de forme et de consistance, l'ostéoclasie serait très problablement impossible à exécuter correctement.

II. — CALS HYPERTROPHIQUES

Le volume exagéré du cal est dû à deux causes : la juxtaposition des fragments mal réduits et chevauchant ; l'ostéogenèse sous-périostée excessive. Cette seconde cause donne son plein effet lorsque le périoste est infecté, ou tout au moins anormalement irrité, même sans infection apparente, ce qui ne veut pas dire que l'infection soit réellement nulle.

Nous observons des faits de ce genre, quoiqu'on en dise souvent, sur nombre des fractures non compliquées traitées par la méthode sanglante avec suture, agrafes, plaques de modèles divers. Quand on examine attentivement et à longue échéance,

les radiographies successives des blessés soignés ainsi, on
constate que le volume de la virole sous-périostée est anormalement grand, que souvent il augmente peu

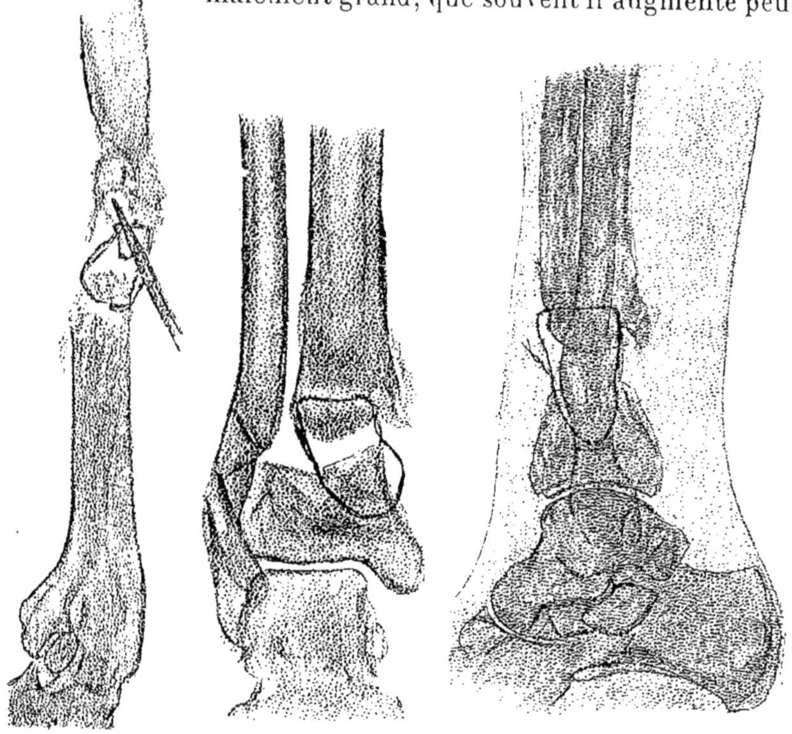

FIG. 8.		FIG. 9.			FIG. 10.

FIG. 8. — Pseudarthose de l'humérus chez un homme de 34 ans, avec
séquestre annulaire du fragment supérieur (embroché par la sonde
cannelée) perforé par un fil métallique qui entretient d'autre part une
ostéite raréfiante du fragment inférieur. Éclat d'obus le 2 nov. 1914;
radio du 21 janvier 1916; le 23 janvier extraction du fil et du séquestre, nettoyage du fragment inférieur; cicatrisé avec pseudarthrose le
19 mai.

FIG. 8 et 9. — Face et profil d'une pseudarthrose du tibia, chez un homme
de 23 ans, blessé le 26 avril 1915; échec de la suture, osseuse (20 septembre) qui entretient de l'ostéite raréfiante des deux fragments avec
fistule. Extraction du fil le 23 février 1916; cicatrisé le 1er mai 1916.

à peu pendant plusieurs mois, que ce cal est sensible à la
pression et même réellement douloureux; qu'il a tendance à
se raréfier autour du corps étranger qui l'irrite et que l'éli-

mination secondaire après suppuration tardive — ou l'ablation chirurgicale en raison des douleurs et de l'inflammation persistantes — n'est pas rare.

S'il en est ainsi autour de corps étrangers chirurgicaux dont l'asepsie n'est sans doute pas toujours scientifiquement absolue, mais est, au premier abord du moins, pratiquement suffisante, on conçoit qu'en chirurgie de guerre ce soit banal lorsque, même si la suppuration initiale a été nulle ou légère et vite tarie, des corps étrangers restent incrustés dans l'os.

C'est le cas, en particulier, pour certaines fractures par balle dont la chemise se déchire et dont le plomb s'égaille en petits fragments sur l'os qui a reçu le choc (Voy. fig. 6. Le gros corps étranger est la chemise de balle). D'où un cal très volumineux, pendant longtemps chaud et douloureux, lent à se résorber et à se modeler, surtout si on l'irrite par des massages et par une mobilisation intempestifs.

Il en est ainsi, à plus forte raison, pour les corps étrangers nettement infectés : et c'est pour cela qu'à mon sens les divers procédés d'ostéosynthèse ne trouvent que rarement leur indication dans le traitement immédiat des fractures par armes à feu. La plupart du temps, ces corps métalliques sont mal tolérés, entretiennent des fistules, des nécroses et — plus souvent peut-être qu'on ne le pense — des pseudarthroses. J'aurai donc à y revenir.

D'une manière générale, les cals les plus volumineux sont ceux des fractures infectées, de celles surtout qui restent fistuleuses : la seconde partie de ce volume leur est consacrée.

Le cal hypertrophique est souvent fonction, lorsqu'il n'est pas ou n'est plus fistuleux, d'une infection atténuée susceptible, à une époque indéterminée, d'une poussée inflammatoire plus ou moins aiguë, spontanée ou provoquée.

Il nous intéresse, pour le moment, lorsqu'il *trouble le fonctionnement des organes voisins* — déviés, comprimés ou englobés par lui.

Au voisinage d'une *articulation*, ces cals en limitent les mouvements : nous les retrouverons à propos des ankyloses.

Les *muscles, tendons, vaisseaux,* s'accommodent presque

toujours assez bien et assez vite aux changements de rapport et de direction qui leur sont ainsi imposés. L'indication de libérer chirurgicalement certains tendons adhérents me parait être rare. Au contraire, la souffrance des *nerfs* englobés, soulevés, irrités par le cal est relativement fréquente et fournit une indication opératoire nette.

L'exubérance du cal, dans ces cas, est habituelle, mais non obligatoire; elle ne change d'ailleurs rien à l'indication chirurgicale et pas grand chose à la technique.

Celle-ci consiste à chercher le nerf en un point aussi proche que possible du cal, mais où il soit certainement dégagé de celui-ci, pour le suivre au burin et au maillet dans l'os que l'on ouvre en tranchée sur son trajet.

C'est donc affaire d'anatomie, pour connaître bien les rapports de certains nerfs avec certains os : du circonflexe autour du col de l'humérus (compression rare); du sciatique poplité externe autour du col du péroné (compression assez rare); du nerf radial autour du tiers moyen de l'humérus (compression fréquente).

L'incision par laquelle on abordera l'os — principalement pour le radial dans un cal de l'humérus — sera la même que pour suturer le nerf ou pour le libérer d'une sclérose cicatricielle. La seule différence opératoire, en effet, est que, dans le cas ici envisagé, on trouve un nerf continu, que l'on ne suture pas, mais que l'on protège comme si on l'avait suturé contre une nouvelle compression, le mieux étant, à mon sens, de l'entourer d'une gaine musculaire prise au triceps, pour l'isoler du contact osseux.

La différence pratique entre les deux cas : *section nerveuse* à suturer ou *compression nerveuse* à libérer, est cependant importante pour le chirurgien.

Si, en effet, on diagnostique une section nerveuse, la suture n'a de chances de succès que par la certitude de la réunion immédiate (j'entends celle de la plaie et non l'impossible réunion nerveuse proprement dite). On n'opérera donc qu'une fois la fracture cicatrisée, et la suppuration tarie depuis quelques semaines. Sans doute, on n'attendra pas trop, mais on se dira que la précocité de l'opération n'est, pour le succès définitif, qu'un facteur de second ordre. Que la section nerveuse date d'une seconde ou d'un an, la dégénérescence du bout inférieur et la nécessité de la régénération centrifuge aux dépens du bout supérieur sont les mêmes. Il y a évidemment des motifs multiples pour opérer sans tergiverser, pour éviter, dans la mesure du possible, certaines lésions secondaires du côté des muscles, des articulations. Mais l'intérêt majeur est que la section nerveuse suturée ne suppure pas. Je n'insiste pas sur ce point, qui sera traité dans un volume spécial.

Si, au contraire, on diagnostique une compression — ou une irritation — du nerf, il faut opérer toute affaire cessante, car la névrite ascendante s'installe et s'aggrave vite ; car il ne faut pas laisser aux tubes nerveux le temps de s'atrophier. On opérera donc même si la fracture suppure encore, même si l'on n'est pas sûr que la séquestration soit déjà achevée.

Lorsque l'on extrait des séquestres et que l'on évide une cavité osseuse, si on trouve un nerf sectionné on est en droit de le suturer, car assez souvent on réussira à l'isoler assez bien du foyer de suppuration. Mais ce sera l'acte accessoire et non le principal : c'est-à-dire qu'on n'ira pas chercher le nerf si on ne juge pas que, par elle-même, la fracture ait besoin d'être opérée. Cela s'applique aussi bien aux opérations précoces pour fracture compliquée suppurée.

Le *diagnostic* entre la *section* et la *compression par le cal* est en principe très facile. La paralysie est immédiate et brusquement totale dans le premier cas ; secondaire, progressive, accompagnée d'irradiations névralgiques dans le second, et souvent avec conservation au moins partielle de la sensibilité.

Rien de mieux pour les blessés qui sont confiés tout de suite à un chirurgien attentif, dans un hôpital où l'afflux modéré des blessés permet un examen méthodique et complet.

Mais souvent, dans les services de l'arrière, nous recevons les blessés au bout de quelques semaines, ou de quelques mois, porteurs de fiches sur lesquelles les renseignements sont insuffisants. Cela est inévitable sur la fiche d'évacuation établie

au poste de première ligne : on n'a pas, au moment de la
bataille, le temps de se livrer à une observation détaillée
(d'ailleurs pratiquement inutile) et surtout d'inscrire sur la
fiche. Cela serait, je crois, possible à éviter pour les feuilles
d'observation d'un hôpital proprement dit. Or j'ai eu le regret
de constater, même alors, l'absence fréquente de tout document
précis.

Nous en sommes donc souvent réduits au dire du blessé qui
n'a pas toujours eu la présence d'esprit nécessaire pour déter-
miner si, au moment même de l'accident, la chute du poignet
ou du pied a compliqué l'impotence générale du membre ; et
qui ne peut plus se rendre compte de rien une fois qu'il a été
mis en appareil plâtré.

III. — PSEUDARTHROSES ET PERTES DE SUBSTANCE OSSEUSES

1° Formes des pseudarthoses.

Avant d'étudier le traitement des pseudarthroses, il faut les
distinguer avec soin des retards de consolidation.

Le *temps moyen* nécessaire à la consolidation d'une *fracture simple* et bien réduite, chez l'adulte jeune et bien portant, varie, selon le volume de l'os, de un mois (os de l'avant-
bras) à deux mois (fémur).

Il s'allonge :

1° lorsque la réduction est imparfaite et que le périoste
contribue à peu près seul à la formation du cal définitif ;

2° lorsque la fracture est comminutive. Il s'allonge surtout
pour une *fracture compliquée, comminutive et suppurée,* et
en chirurgie de guerre nous devons compter souvent 4 à 5 mois
pour que soit bien solide, avec ou sans fistule, une fracture
du fémur ; un délai plus long constitue le retard de consolidation.

En théorie, la *différence entre le retard de consolidation
et la pseudarthrose* est nette. Quel que soit le temps écoulé,

le retard de consolidation est caractérisé par la persistance du processus d'ostéogenèse; la pseudarthrose, par l'arrêt définitif de ce processus entre les deux fragments, cicatrisés chacun pour son compte.

En pratique, le diagnostic entre ces deux états n'est pas toujours aisé.

Le temps écoulé, je viens de le dire, n'est pas un critérium : une fracture simple, avec interposition musculaire, est, peut-on dire, en état immédiat de pseudarthrose. Par contre, certaines fractures finissent par se consolider, sans traitement chirurgical spécial, au bout d'un an et même plus.

Cette remarque s'applique surtout aux cas où l'irritation du foyer est entretenue, la suppuration pouvant d'ailleurs être tarie, par l'existence d'un corps étranger intra-osseux, qu'il s'agisse d'un projectile ou d'un fil métallique, d'une agrafe, d'une plaque d'origine chirurgicale. On en juge par la radiographie.

Lorsque le levier osseux est encore flexible, s'il y a une fistule persistante, nous devons toujours admettre, en principe, qu'il y a retard de consolidation et, après vérification radiographique, extraire les séquestres, évider l'ostéite. Les cas sont nombreux où, au bout de plusieurs mois, le nettoyage du foyer infecté, et surtout s'il y a des séquestres, amène la reprise rapide du processus d'ossification jusque-là presque annulé. En opérant pour ostéomyélite prolongée, j'ai plusieurs fois constaté qu'au centre de l'hyperostose sous-périostée les fragments diaphysaires n'étaient unis que par un tissu fibreux, très serré il est vrai, qui s'est ossifié secondairement.

La *palpation de la région*, jointe à l'étude de la radiographie, nous permet la plupart du temps de porter un jugement clinique assez précis.

Une pseudarthrose vraie a pour caractères principaux la mobilité anormale considérable, l'indolence aux mouvements communiqués et à la pression localisée, la souplesse des parties molles plus ou moins adhérentes à l'os, mais où l'œdème a disparu. Si les os sont encore gros et les parties molles infiltrées, si les os sont peu écartés et la mobilité anormale faible, si les mouvements communiqués à la pression sont douloureux ou même seulement sensibles, on conclura au retard de consolidation et on ne se hâtera pas d'opérer.

La *radiographie* nous donne des renseignements utiles, mais qu'il faut savoir interpréter.

D'abord, on se souviendra que le cal, surtout dans sa partie interfragmentaire, reste souvent pendant longtemps transparent aux rayons X, alors que la solidité du membre est cliniquement parfaite (voy. fig. 1). Nous ne pouvons pas différencier, par l'examen du cliché, les cas où le cal est encore mal ossifié : et lorsque, par l'exploration manuelle, nous ne trouvons plus ni flexibilité anormale, ni sensibilité à la pression, cela ne veut pas dire que nous ne serons pas surpris, au membre inférieur, par une déviation secondaire, par une inflexion du cal, sous l'influence du poids du corps. La banale fracture de Dupuytren nous a depuis longtemps appris à surveiller ces cals suspects de flexibilité prolongée.

Lorsque toute suppuration est tarie et que la mobilité anormale persiste, la radiographie nous permet de constater deux choses : s'il y a perte de substance étendue et écartement entre les deux fragments ; s'il y a autour du foyer une teinte grise, estompée, indice d'une ostéogenèse lentement calcifiée. D'où l'utilité de radiographies successives, à un mois environ d'intervalles pour suivre, par l'obscurité croissante de l'image, les progrès de l'ossification. Et lorsqu'il y a perte de substance même étendue de la diaphyse, la régénération de l'os dans la gaine périostique conservée n'est pas exceptionnelle, pourvu qu'on ait la patience de l'attendre.

Sur l'image typique d'une pseudarthrose vraie, on doit voir des fragments opaques, de forme régulière ou irrégulière mais à contours nets, rappelant l'aspect de l'os dans un moignon d'amputation définitivement cicatrisé.

En chirurgie de guerre, la cause habituelle des *pseudarthroses diaphysaires* est l'étendue trop considérable de la perte de substance osseuse, les conséquences de celle-ci étant différentes lorsque le squelette est à un seul os (bras et cuisse) ou à deux os (avant-bras et jambe).

Dans les segments à un seul os, l'ascension du fragment inférieur permet le plus souvent la consolidation, au prix d'un raccourcissement variable. D'après ce que j'ai vu, la pseudar-

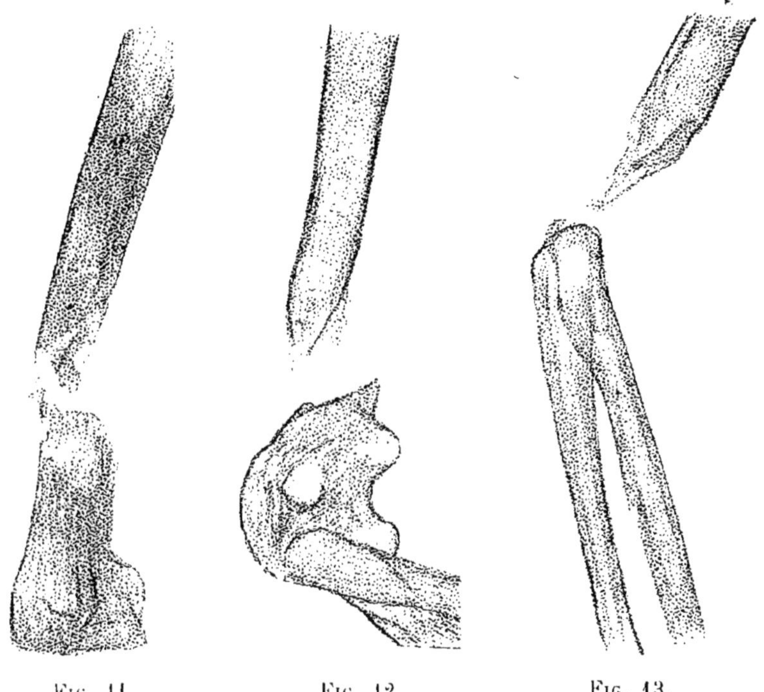

Fɪɢ. 11.   Fɪɢ. 12.   Fɪɢ. 13.

Trois formes de pseudarthrose de l'humérus: diaphysaire moyenne (fig. 11) et inférieure avec ankylose du coude (fig 12); articulaire (fig. 13). Cette dernière probablement avec résection concomitante de l'olécrâne. Pseudarthroses ballantes, toutes trois avec fistules vite taries après ablation de petits séquestres (fig. 11) ou nettoyage d'une pointe raréfiée (fig. 13).

throse du corps du fémur est rare ; celle de l'humérus l'est moins.

Dans les segments à deux os, lorsqu'un des os est intact, ou consolidé sans raccourcissement — tout au moins sans raccourcissement suffisant —, il met obstacle à l'ascension du fragment inférieur de l'autre os. Cela s'observe quelquefois à la jambe, plus souvent à l'avant-bras. Les pseudarthroses des deux os à la fois me paraissent plus rares.

Bʀᴏᴄᴀ.   2

Une forme assez spéciale est celle de la *pseudarthrose arti-culaire*, lorsque la perte de substance porte sur une épiphyse et sur la partie voisine de la diaphyse, la plaie s'étant cicatrisée sans ankylose de l'articulation correspondante, qui reste flottante.

Je n'en ai pas vu au cou-de-pied et au genou, probablement parce que les fracas osseux qui conduisent à cette lésion sont de ceux qui exigent l'amputation primitive ou secondaire. On en voit quelques cas à la hanche, à la suite d'une résection qui a permis de sauver la vie du blessé en lui conservant un membre très médiocre, mais infiniment supérieur à une prothèse pour désarticulation.

Le siège habituel de cette lésion est au membre supérieur : quelquefois au poignet, par suppression de l'épiphyse radiale ; plus souvent au coude ou à l'épaule, par suppression de l'épiphyse correspondante de l'humérus.

Anatomiquement, le type habituel est celui de la *pseudarthrose fibreuse*, où un tissu fibreux unit l'une à l'autre les deux extrémités osseuses, ordinairement effilées : pseudarthrose serrée, assez rare, lorsque les deux bouts sont au contact, et alors, s'il n'y a pas interposition musculaire, l'ossification lente, retardée, est à espérer pendant longtemps ; pseudarthrose flottante, fréquente, quand un long tractus fibreux remplace l'os détruit. Je n'ai pas observé la fausse articulation vraie, l'exceptionnelle pseudarthrose fibrosynoviale.

2° TRAITEMENT DES PSEUDARTHROSES.

Il faut distinguer avec soin celui des retards de consolidation et celui de la pseudarthrose proprement dite.

A. — *Retards de consolidation.*

Je me suis déjà expliqué sur le rôle des séquestres et corps étrangers et la nécessité de les extraire.

Si nous supposons, maintenant, un foyer qui ne suppure plus et qui ne contient plus de corps étranger, le point délicat est de préciser si, la mobilité anormale persistant lorsque l'appareil est enlevé au bout du temps normal, il convient d'immobiliser à nouveau, ou au contraire de rendre au membre sa liberté.

Il y a en effet des retards de consolidation, — souvent on emploie à tort le nom de pseudarthrose — dont on vient à bout en quelques mois en excitant, par *irritation du foyer,* l'ostéogenèse trop lente. D'où l'emploi parfois préconisé du frottement manuel des fragments, des injections légèrement irritantes, de l'acupuncture.

Ces différents procédés ne sont peut-être pas beaucoup plus efficaces que le simple retour de quelques petits mouvements dans le foyer de fracture, le membre étant soit débarrassé de tout appareil et légèrement massé, soit appareillé de façon que, les jointures voisines restant libres, de petits frottements se passent entre les fragments lorsqu'elles se meuvent. Un peu de mouvement, mais peu.

En règle générale, ce dernier procédé me semble préférable soit à l'immobilisation absolue, soit à la mise en liberté complète. Nous y aurons recours pendant des périodes successives de 3 semaines à 1 mois, en vérifiant à chaque levée d'appareil si la flexibilité nous paraît diminuer et si radiographiquement l'ossification du cal paraît augmenter. Pour cela sont excellents les appareils à extension que Delbet a imaginés pour l'humérus et le fémur, l'appareil de marche à attelles plâtrées qu'il a décrit pour les fractures de jambe. J'ai coutume d'appliquer ces appareils aussitôt que l'état anatomique des parties le permet et de continuer, comme il vient d'être dit, tant que la pseudarthrose n'est pas sûrement constituée.

Si le retard de consolidation se prolonge, à ces appareils forcément lourds il est facile de substituer, pour le membre inférieur surtout et en particulier pour la jambe, des appareils orthopédiques analogues à ceux que l'on construit pour une pseudarthrose inopérable ou opérée sans succès. Cette conduite permet d'éviter deux pratiques répandues, mais déplorables :

Au membre supérieur, maintenir le membre dans une écharpe ;

Au membre inférieur, donner une paire de béquilles.

Et l'on saura qu'il faut une observation patiente et attentive avant d'affirmer que le travail de consolidation est définitivement arrêté.

B. — *Pseudarthrose proprement dite.*

Les moyens dont nous disposons sont :

1° Une opération sanglante ayant pour but d'obtenir la consolidation.

2° Le port d'un appareil orthopédique.

Les principes de l'appareillage sont propres à chaque segment de membre. Ceux des *opérations chirurgicales* méritent une étude d'ensemble.

a. **Si les fragments sont au contact, sans perte de subtance,** l'ancienne méthode de l'*avivement* est d'abord à essayer. On ouvre le foyer, en conservant avec grand soin le périoste, on excise le tissu fibreux interfragmentaire et on avive les fragments quelquefois à la curette, le plus souvent par résection à la scie, de façon à mettre au contact des tranches d'os sain, bien vascularisé.

De cet acte résulte forcément un raccourcissement du membre, d'ordinaire négligeable à l'humérus et même au fémur (où la pseudarthrose est d'ailleurs rare), mais incompatible avec la coaptation dans les segments à deux os lorsque l'un des os est continu. Si l'écartement des surfaces est modéré, on peut y parer en raccourcissant l'os sain par résection d'un cylindre ; si l'écartement est notable, on aura recours à la greffe osseuse.

Après cet avivement, la plupart des chirurgiens assurent la contention soit par la suture osseuse, soit par un des procédés (agrafes et plaques métalliques) par lesquels on l'a remplacée et simplifiée depuis quelques années, soit par l'enchevillement central du canal médullaire avec une tige d'ivoire.

Je crois que l'on a tendance à abuser de ces insertions de corps étrangers dans les os. Même lorsque le foyer a toujours été fermé et aseptique, ils irritent l'os, le raréfient, provoquent des cals exubérants et cependant peu solides ; la fistulisation secondaire est loin d'être exceptionnelle. Or il est souvent possible d'obtenir sans cela la contention avec un appareil bien fait. Lorsque c'est impossible, le mieux me paraît être d'enlever de parti pris le corps étranger dès que le cal est à peu près ossifié, et par conséquent je préfère la suture, ou mieux l'agrafage, à l'enchevillement central (fig. 14).

h. **S'il y a une perte de substance** (préalable ou due à la résection opératoire), incompatible avec la coaptation des fragments, on a recours à la *greffe osseuse.*

Quelquefois on peut insérer dans la brèche un fragment osseux à pédicule adhérent pris sur l'os lui-même près de la fracture ou sur un os voisin. J'en parlerai à propos des pertes de substance du tibia, réparées à l'aide du péroné (voy. p. 29).

La plupart du temps, on greffe un fragment libre, pris à distance :

Sur le sujet lui-même : *greffe autoplastique ;*

Sur un animal de même espèce : *greffe homoplastique ;*

Sur un animal d'espèce différente : *greffe hétéroplastique.*

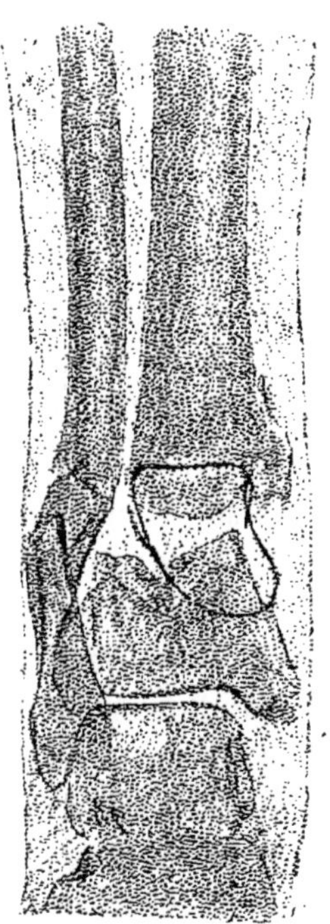

Fig. 14.

Ostéite entretenue par un essai de suture pour pseudarthrose.

On a reconnu que le succès est meilleur, si on laisse au transplant sa lame de périoste : mais ce n'est pas indispensable.

En cas de pseudarthrose, on a recours à la greffe massive, et la plupart du temps on cherche à introduire le greffon, par ses deux bouts, dans le canal médullaire des fragments avivés.

Lorsque l'on étudie ces greffes expérimentalement ou lorsqu'on les pratique sur l'homme en foyer aseptique, on apprend qu'il faut distinguer deux choses : la prise de la greffe, son évolution ultérieure.

Je ne parlerai pas des cas où le foyer suppure et où le greffon s'élimine : la première condition du succès est la réunion immédiate de la plaie. On saura, en outre, que les antiseptiques doivent être proscrits : ils compromettent la vitalité des cellules.

En foyer aseptique, la prise de la greffe est habituelle, même pour la greffe hétéroplastique. Sur l'homme, on voit par la radiographie le fragment osseux entouré de cal ; sur les animaux, on constate par l'autopsie qu'il vit et qu'il se vascularise. Il ne faut pas, cependant, exagérer la fréquence de cette prise immédiate. Plus souvent qu'on ne l'espérait, elle est partielle : le fragment vit, mais il reste libre par une de ses extrémités, parfois même par les deux, et par conséquent la consolidation n'est pas obtenue.

Et lorsque l'on croit, pendant quelques semaines, avoir en partie gagnée, encore doit-on compter, de temps à autre, sur un échec tardif, par résorption progressive du transplant.

L'opinion actuellement dominante est que, même pour la greffe autoplastique, cette résorption est constante, ou à peu près. Le greffon aurait eu pour rôle d'exciter et de diriger une ostéogenèse par substitution. Discussion d'un grand intérêt scientifique, mais sans grande importance pratique ; si cette ossification secondaire a lieu, peu nous importe que le cal définitif soit constitué par l'os transplanté lui-même ou par de l'os nouveau le remplaçant peu à peu, pourvu que la continuité du levier soit rétablie.

Mais si la résorption est rapide, la substitution n'a pas le temps de se produire et le résultat final est nul. Possible dans les trois variétés, cette résorption trop rapide est observée par ordre décroissant de fréquence après la greffe autoplastique, homoplastique, hétéroplastique. Aussi peut-on dire que, de prise plus aléatoire, et de résorption plus fréquente, la greffe hétéroplastique, malgré quelques essais heureux — il y en a même dans la chirurgie ancienne — n'est pas jusqu'à présent sortie du domaine de l'expérimentation. C'est regrettable, car c'est de beaucoup le moyen le plus commode pour avoir, à volonté, un greffon volumineux.

La greffe homoplastique est exceptionnelle, car on n'a pas souvent l'occasion de réséquer à un sujet un fragment d'os sain au moment où on va en opérer un autre de pseudarthrose. Et quand on l'a, reste la crainte, malgré toutes nos précautions cliniques, d'une inoculation tuberculeuse ou syphilitique.

Seule, la greffe autoplastique est donc pratiquement exécutée avec quelque fréquence, et les fragments transplantés ont presque toujours été pris soit au péroné (dont on peut réséquer sans inconvénient la partie moyenne), soit au tibia, où l'on prélève sans difficulté, sur la crête, un fragment assez long.

Indications. — Ce que j'ai dit sur la nécessité absolue de la réunion immédiate après la greffe, sur cette nécessité presque aussi absolue après l'avivement simple avec ou sans suture, nous fait comprendre qu'en chirurgie de guerre, c'est une des pierres d'achopement des procédés sanglants, à cause des reviviscences microbiennes qu'à plusieurs reprises déjà j'ai signalés et dont nous ne sommes pas maîtres. On attendra donc assez longtemps avant d'opérer; il faut que tout engorgement ait disparu dans la cicatrice et les tissus voisins assouplis : et on n'aura jamais la certitude.

Même si la plaie ne suppure pas, les manques de consolidation ne sont pas rares.

Donc, malgré des progrès incontestables réalisés depuis une trentaine d'années, le traitement sanglant des pseudarthroses reste aléatoire. Ce n'est pas un motif, cependant, pour ne pas le considérer comme formellement indiqué, si les troubles fonctionnels sont sérieux (comme cela est habituel), quitte à recourir en cas d'échec à l'appareil orthopédique : on risque une perte nulle contre un gain considérable.

Je vais donc énumérer, os par os, les principaux troubles fonctionnels, d'où résultent les indications thérapeutiques.

Sur *l'humérus,* que ce soit en pleine diaphyse, à l'épaule ou au coude, le type est celui de la pseudarthrose lâche, avec mobilité anormale en fléau. Ce qui ne veut pas dire que le membre soit inutilisable. Dans l'extension, il pend le long du tronc, inerte au repos et oscillant comme un pendule. Mais si les muscles sont bons — en particulier le deltoïde pour l'épaule, les muscles longs pour le bras et le coude — le premier effet de leur contraction est d'attirer en haut le fragment inférieur et de l'appuyer contre le supérieur avec une solidité quelquefois remarquable, permet-

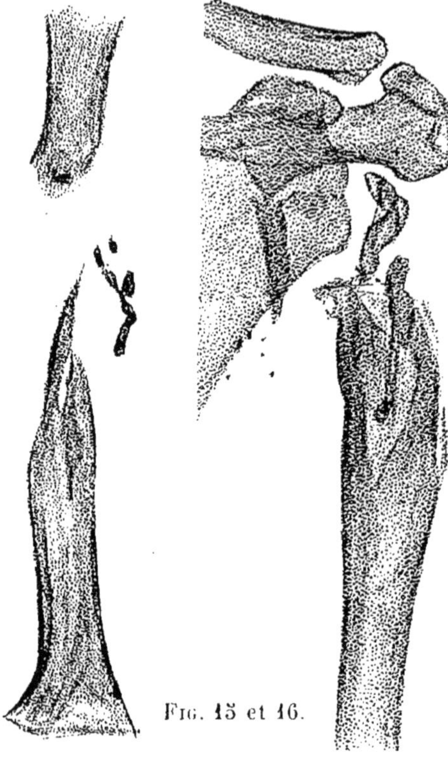

Fig. 15 et 16.

Fig. 17

Fig. 15 à 17. — Pseudarthroses ballantes de l'humérus : diaphyse (fig. 15) et extrémité articulaire supérieure (fig. 16 et 17). Sur les blessés des fig. 15 et 16, séquestres dont l'ablation a été suivie de cicatrisation rapide. Sur celui de la fig. 17, ostéite fistuleuse par fracture de l'omoplate.

tant d'actionner avec assez de vigueur le poignet et la main, le coude étant en flexion.

Pour une pseudarthrose diaphysaire, le fragment inférieur est fixé par le triceps en faisant avec le fragment supérieur un angle obtus ouvert en arrière : dans cette position, le biceps actionne le coude en flexion. Avec un bracelet circulaire laissant le coude libre, on favorise le fonctionnement du membre : pour ne pas serrer le membre et gêner la contraction des muscles, il est bon que ce cylindre soit suspendu par une épaulette fixée au tronc.

La pseudarthrose de l'humérus est une des plus rebelles au traitement sanglant.

Lorsque la tête humérale est réséquée avec le haut de la diaphyse, un deltoïde vigoureux peut élever directement le fragment inférieur et le caler contre la glène. Mais dans tous les cas de ce genre que j'ai vus en chirurgie de guerre, l'atrophie du deltoïde était complète et, si elle eût été possible, l'ankylose eût été préférable. Il ne faut donc se résoudre à la résection primitive que si, pour sauver la vie, elle est à mettre en balance avec la désarticulation. Jusqu'à la dernière limite, on tentera la conservation en cherchant l'ankylose.

Au coude l'activité convenable du membre flasque au repos n'est pas rare. Certains auteurs pensent même que ce résultat fonctionnel est meilleur que celui de l'ankylose en bonne position — à musculature égale, bien entendu, de l'avant-bras et de la main — et dès lors ils traitent assez volontiers par la résection franche et précoce les fractures de l'extrémité inférieure de l'humérus, de l'extrémité supérieure des os de l'avant-bras, ou des deux à la fois. Je parle ici de la résection immédiate ou précocement secondaire et non des résections tardives, sous-périostées, permettant la reconstitution et le modelage d'une articulation solidement emboîtée.

Lorsque la fixation par les muscles longs est insuffisante — que les muscles soient médiocres ou la perte de substance trop considérable — on prend le coude dans un appareil à crémaillière entourant le bras et l'avant-bras, et suspendu à l'épaule comme il est dit plus haut, pour éviter la compression des muscles.

A propos de ces épaules et coudes ballants, je signalerai les tentatives que l'on a faites pour insérer sous les parties molles une jointure artificielle en ivoire, fixée aux os voisins. C'est pour n'avoir pas l'air de les ignorer.

La pseudarthrose, même assez serrée, des deux os de l'*avant-bras*, cause une impotence grave, quelquefois même presque absolue. Celle du radius seul est presque aussi gênante, par limitation ou perte des mouvements de pronation et de supination, par faiblesse des mouvements des doigts, la main étant mal fixée ; lorsque l'épiphyse inférieure a disparu, la main se dévie en dehors, la supination est impossible, la faiblesse de prise par les doigts est considérable. La pseudarthrose du cubitus a beaucoup moins d'inconvénients, surtout lorsqu'elle porte sur la moitié inférieure de l'os. Elle peut même être favorable lorsque le radius est mal consolidé, en pronation du fragment inférieur, d'où arrêt parfois complet de la supination.

L'avant-bras est la région où les scléroses et destructions musculo-tendineuses, les lésions nerveuses s'associent le plus volontiers à la pseudarthrose et aggravent considérablement la gêne fonctionnelle de la main et des doigts.

Après échec de l'opération (avivement avec raccourcissement du deuxième os s'il est intact ; greffe osseuse), on a des résultats passables, pour les pseudarthroses diaphysaires, par le port d'un bracelet de cuir. Opération et orthopédie sont à peu près impuissantes contre la perte de l'extrémité inférieure du radius.

Au fémur, je n'ai pas vu de pseudarthroses diaphysaires sur les nombreux mutilés que j'ai examinés. Je crois que l'avivement simple, sans greffe, y suffirait. En cas d'échec, on appliquerait un appareil en étrier prenant appui sous l'ischion, analogue à celui avec lequel on fait marcher un coxalgique au début de la convalescence. De même pour une hanche ballante, après résection : ce qui est d'ailleurs beaucoup plus rare que l'ankylose.

Je n'ai pas vu de *genou ballant* : les cas où la perte de

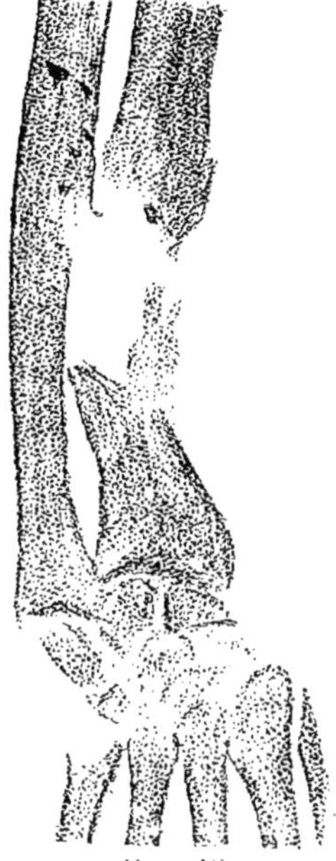

FIG. 18.

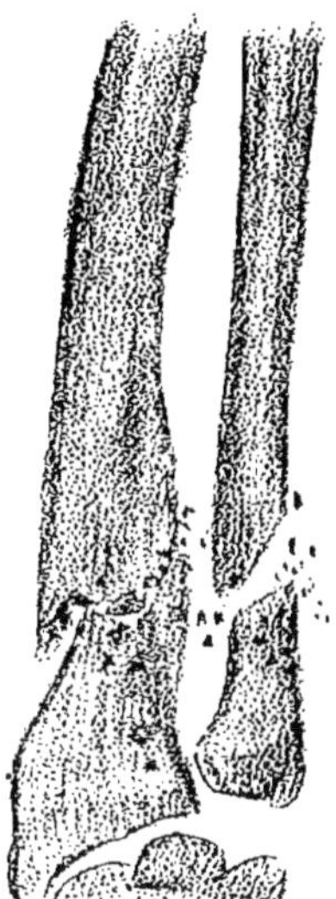

FIG. 19.

Pseudarthrose basse du radius (fig. 18) et du cubitus (fig. 19). Cette dernière avec petite perte de substance.

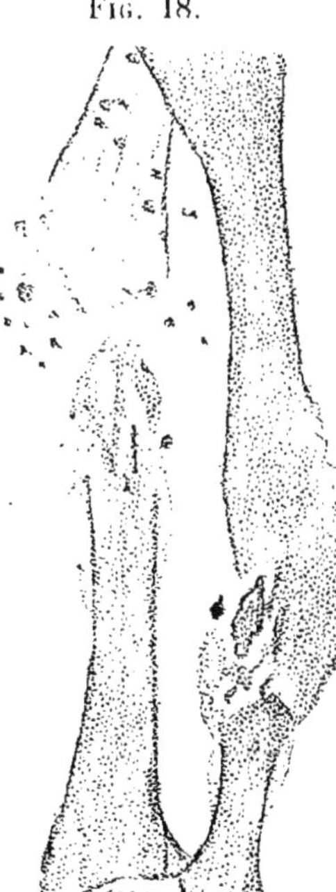

FIG. 20.

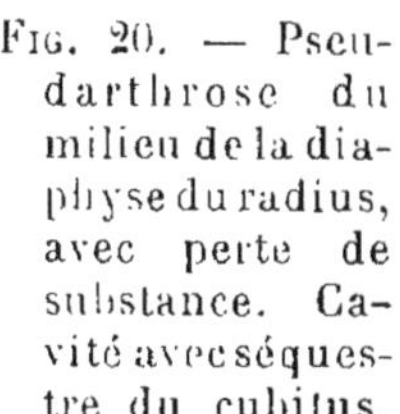

FIG. 20. — Pseudarthrose du milieu de la diaphyse du radius, avec perte de substance. Cavité avec séquestre du cubitus.

FIG. 21. — Perte de substance du péroné sans déviation du pied (Malléole conservée ; tibiotarsienne raidie).

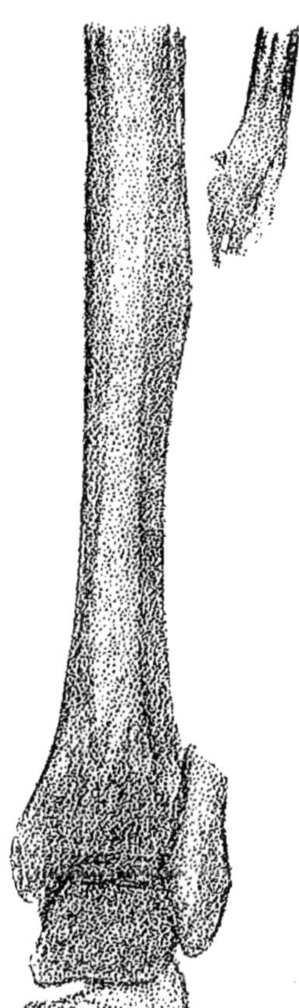

FIG. 21.

substance serait assez étendue pour aboutir à ce résultat, sont traités primitivement par la résection ou par l'amputation.

A la *jambe,* les pseudarthroses, sans être très fréquentes, ne sont pas rares. Le fait dominant est le défaut de solidité dans l'appui sur le membre pendant la station debout, d'où une différence considérable entre celles du péroné et celles du tibia.

Une perte de substance, même étendue, du *péroné,* est presque toujours sans importance fonctionnelle, pourvu que la malléole externe et son attache diaphysaire soient conservées; mais, s'il y a perte de la malléole externe, la déviation en valgus dès que le pied appuie sur le sol constitue une infirmité grave. L'indication opératoire est alors d'ankyloser l'articulation tibio-tarsienne à angle droit par arthrodèse, comme nous le faisons pour l'absence congénitale du péroné. J'ai observé un cas de perte de substance considérable avec conservation de la malléole et raideur tibio-tarsienne — dirigée par le chirurgien en bonne position — où le sujet marchait avec solidité, plante à plat (fig. 21).

La pseudarthrose du tibia sans perte de substance ou avec perte de substance modérée, sur 2 à 3 centimètres de long, sera traitée souvent avec succès par l'avivement combiné au raccourcissement du péroné ou par la greffe osseuse ; par l'avivement des deux os si le péroné lui aussi ne s'est pas consolidé. En cas d'échec, un appareil de marche sur étrier, avec appui sous les condyles tibiaux·et fixation à la cuisse, analogue par conséquent (mais en bien plus léger) à un appareil pour amputation de jambe, permet presque toujours une fonction convenable.

Les cas les plus difficiles sont ceux où il y a perte de substance étendue du tibia, dans une proportion telle que soit impossible la mise au contact des deux bouts après résection du péroné ; impossible aussi une greffe capable de donner une reconstitution suffisante, en longueur et en épaisseur.

En pareille occurrence, certains cals se constituent spontanément de façon favorable, par soudure d'un seul ou des deux bouts du tibia, au péroné, lui aussi fracturé mais consolidé.

En sorte que le péroné transmet le poids du corps : il est renforcé par le cal ; il semble se développer ensuite peu à peu pour s'adapter à sa nouvelle fonction ; et le résultat final souvent est satisfaisant.

On peut imiter chirurgicalement ce procédé naturel (fig. 22 à 25).

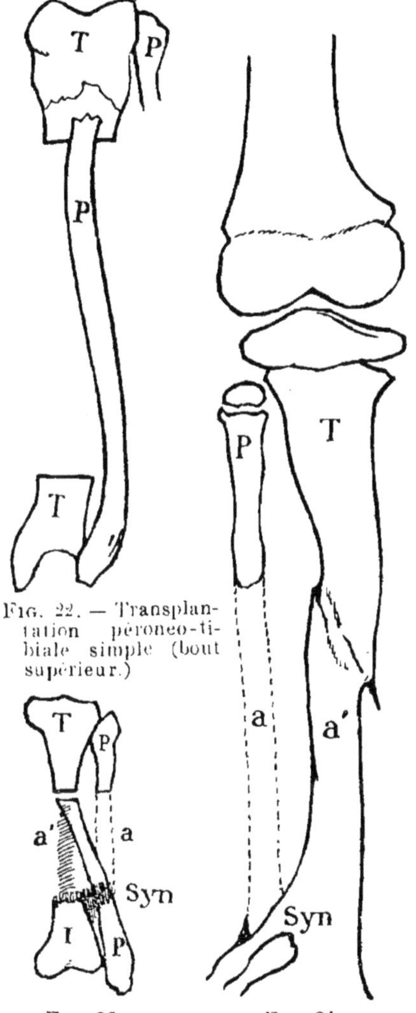

Fig. 22. — Transplantation péronéo-tibiale simple (bout supérieur.)

Fig. 23.

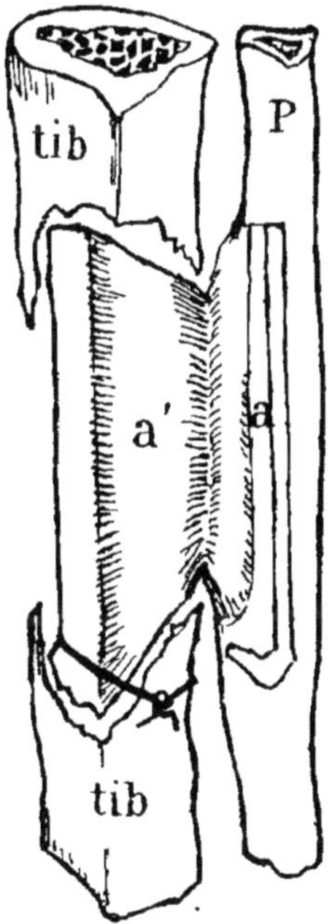

Fig. 24.

Fig. 25.

Après fixation des deux bouts supérieurs du tibia et du péroné l'un à l'autre, et après synostose (*syn*) péronéotibiale inférieure, la diaphyse péronière *a* remplace en *a'* la diaphyse tibiale. — Fig. 23, le premier temps de l'opération ; fig. 24, résultat final.

Procédé de Curtillet. — Un lambeau péronier partiel *a* est transporté en *a'* dans la perte de substance du tibia.

Tantôt on a implanté dans le bout supérieur du tibia le bout inférieur du péroné ; tantôt au contraire dans le bout inférieur le bout supérieur du péroné : tantôt, enfin, en deux séances, les deux bouts successivement, de façon à substituer une diaphyse à une autre (fig. 23 à 24). Dans ce dernier cas, quoique, je le répète, l'absence de la partie moyenne de la diaphyse péronière soit d'ordinaire sans inconvénient, il est bon de s'assurer avec certitude contre le valgus du pied en créant une synostose entre les deux bouts inférieurs du tibia et du péroné.

On respecte mieux encore la statique de la jambe si, comme Curtillet, on transplante non point tout le péroné, mais seulement la moitié antérieure de son épaisseur; ce lambeau ostéoplastique, nourri par un pédicule interne formé par les insertions musculo-périostiques auxquelles on a eu soin de ne pas toucher, est passé à travers une boutonnière fendue dans les muscles antéro-externes de la jambe et est placé entre les deux extrémités tibiales, avivées et taillées en fourche (fig. 25).

Après ces diverses opérations on a souvent constaté que le transplant, étudié par une série de radiographies successives, a rapidement grossi et a constitué une excellente diaphyse tibiale.

Grâce à tous ces moyens, orthopédiques ou chirurgicaux, on peut dire que l'indication de l'amputation ne se pose plus jamais, de nos jours, au membre supérieur, et presque jamais au membre inférieur. Il est possible, cependant, que certaines pseudarthroses ballantes de la jambe nous imposent cette mutilation — comme cela nous arrive pour quelques pseudarthroses congénitales — si nous jugeons que l'appareillage sera plus simple et l'appui plus solide avec une des excellentes jambes artificielles que nous pouvons faire construire aujourd'hui pour l'amputation au-dessous de la partie moyenne.

CHAPITRE II

L'OSTÉOMYÉLITE TRAUMATIQUE PROLONGÉE

(Moignons et cals infectés)

I. — GÉNÉRALITÉS SUR L'OSTÉOMYÉLITE

Si l'on veut comprendre la pathologie et le traitement des
fistules osseuses consécutives aux fractures par armes à feu
et aux amputations, il faut d'abord avoir présentes à l'esprit
quelques notions générales sur l'anatomie pathologique des
ostéites.

L'inflammation du tissu osseux a, selon des conditions qu'il
n'est pas toujours aisé de préciser cliniquement, deux conséquences possibles et inverses : la production d'os nouveau ; la
raréfaction. *Ostéite productive* ou condensante et *ostéite raréfiante* sont à étudier séparément dans le tissu compact des
diaphyses des os longs (et par analogie dans les lames com-
pactes des os plats) et dans le tissu spongieux des os courts
et des épiphyses.

Le tissu osseux, qu'il soit de structure compacte ou de structure spongieuse, se compose de deux éléments : une substance
molle, conjonctive, vascularisée, la moelle osseuse, ayant
pour fonction physiologique de produire, puis de nourrir par
imbibition la substance dure, calcifiée, qui forme la char-
pente rigide du squelette. On peut dire, d'une manière générale, qu'une inflammation modérément intense — ainsi d'ailleurs qu'une irritation aseptique — a pour conséquence
d'augmenter le pouvoir ostéogène de la moelle, d'où ostéite
productive ; tandis que l'infection pyogène plus grave diminue

le pouvoir de la moelle qui prolifère sous forme de bourgeons charnus et de la sorte ronge, par ostéite raréfiante, les parties dures voisines.

Dans les os longs, trois parties sont à considérer : le périoste ; le cylindre compact ; le canal médullaire central.

Sous le périoste, membrane fibreuse à peu près inerte, est une couche médullaire (la couche ostéogène d'Ollier) qui sert physiologiquement à l'accroissement de l'os en épaisseur ; son activité ossifiante est d'autant plus grande que le sujet est plus jeune.

Le cylindre compact, constitué de couches concentriques, est tunellisé de bout en bout par les étroits canaux de Havers où sont, entourés de quelques cellules médullaires, les vaisseaux capillaires qui nourrissent l'os. Ces canaux sont anastomosés entre eux par des branches transversales, dont les plus externes s'ouvrent sous le périoste (d'où continuité médullo-vasculaire entre la couche ostéogène sous-périostée et la moelle des canaux de Havers) ; dont les plus internes s'ouvrent dans le canal médullaire central.

Ce canal médullaire central est à vrai dire un canal de Havers géant. Il contient la moelle osseuse au sens vulgaire du terme. Cette moelle centrale n'a, physiologiquement, que peu ou pas de propriétés ossifiantes ; elle en acquiert, mais peu et rarement, dans certaines conditions pathologiques.

Voici comment se comportent ces parties, dans l'ostéomyélite des diaphyses.

Si le périoste n'est pas détruit mécaniquement ou ulcéré par l'infection, sa couche ostéogène a coutume de réagir par une ostéogenèse exagérée ; d'où une hyperostose sous-périostée qui engaine l'os ancien et l'épaissit. Cette hyperostose est d'autant plus épaisse qu'on la considère plus près du foyer d'ostéite ; d'où une masse fusiforme si le foyer est en pleine diaphyse ; en demi-fuseau ou en massue si le foyer est à la jonction de la diaphyse et de l'épiphyse. En bordure du foyer infecté, si l'infection est intense, cette hyperostose est spongieuse, raréfiée par le processus d'ostéite ; la plupart du temps elle a tendance à être compacte, éburnée.

La moelle centrale peut, par exception, donner de l'os nouveau. D'ordinaire elle prolifère et son cylindre mou rougit et grossit, en même temps que, par élargissement du canal osseux qui la contient, la diaphyse s'amincit : ce processus peut, par exception, devenir très accentué.

Pris de la sorte entre l'infection du périoste décollé par la suppuration et la moelle boursoufflée, qui étrangle les vaisseaux dans des canaux à paroi rigide (canal central ou canaux de Havers), le cylindre osseux diaphysaire subit au milieu du foyer d'infection une mortification d'étendue très variable en surface, en circonférence, en hauteur, en profondeur ; plus loin, une raréfaction ; plus loin encore, une condensation.

Mortification et raréfaction sont deux processus associés.

La mortification de l'os est désignée par le mot *nécrose*. Dans le tissu compact, elle saisit l'os d'un bloc : la partie morte est dense, blanche, lisse ; elle sonne clair et sec sous le stylet qui la percute. A l'origine, elle est en continuité avec le tissu vivant qui l'entoure, comme est continue avec la peau saine une escarre de brûlure au 3e degré. Mais dans les deux cas, s'il y a infection, le tissu conjonctif prolifère, se congestionne, suppure, à la jonction du mort et du vif. A la limite de la partie nécrosée, les canaux de Havers se dilatent, le tissu osseux se raréfie puis disparaît, rongé par les bourgeons charnus ; un sillon d'élimination, rouge, se creuse de plus en plus à la limite du blanc de la nécrose, et c'est ainsi que l'os mortifié se libère à la fois sur ses bords et dans la profondeur : à la nécrose a succédé le *séquestre,* mobile, blanc et dur, caractérisé par les fines découpures — comparables à celles que creuse la mer sur une côte rocheuse — de ses bords et faces primitivement adhérents.

Le séquestre serait prêt à sortir, comme tombe l'escarre d'une brûlure, si l'ossification sous-périostée n'avait marché de pair avec sa libération : en sorte qu'il se trouve inclus, *invaginé* dans une *cavité séquestrale* constituée à la fois par l'os nouveau périostique, latéralement, et par les parties restantes de l'os ancien. Cette cavité, dont les parois sont par places éburnées, par places raréfiées, est tapissée de bourgeons charnus mous, de fongosités; avec le séquestre elle contient du pus et elle communique avec l'extérieur par des perforations plus ou moins larges où viennent aboutir les fistules des parties molles.

Au niveau des amas spongieux des épiphyses, la prolifération sous-périostée est presque toujours nulle, ou à peu près. La raréfaction domine, avec prolifération de la moelle tantôt rouge violacé, tantôt jaune et graisseuse. Les trabécules osseuses disparaissent en grande partie, par résorption progressive, et par places se creusent même des cavités remplies soit de fongosités, soit de pus collecté. Quelquefois, mais assez rarement, un îlot central se mortifie en masse et constitue un *séquestre en grelot,* poreux et léger. Le processus est le même dans les gros os courts, au tarse en particulier. Il est de règle que l'infection et la raréfaction se propagent à toute la masse spongieuse : et l'on donne le nom de *carie* à cette ostéite avec ramollissement du tissu où le stylet et la curette pénètrent comme dans du beurre. Je ne crois pas, en effet, qu'il faille réserver ce nom, purement symptomatique, à la seule ostéite tuberculeuse.

La carie peut d'ailleurs ronger plus ou moins le tissu compact diaphysaire.

II. — LES MOIGNONS A RETOUCHER

Ces généralités étant connues, leur application la plus simple à l'*ostéomyélite traumatique* consiste à étudier d'abord les *lésions osseuses sur un moignon* qui suppure.

On suit aisément leur évolution, à l'œil nu, sur la tranche de section, et par la radiographie.

Lorsque l'infection est modérée, autour de la moelle centrale, rouge et légèrement saillante, la tranche osseuse est d'abord blanche; puis un pointillé rouge y marque l'élargissement des canaux de Havers et la prolifération de leur moelle. Bientôt un tapis de granulations recouvre uniformément l'os, dont la nécrose a été nulle, pratiquement au moins, réserves

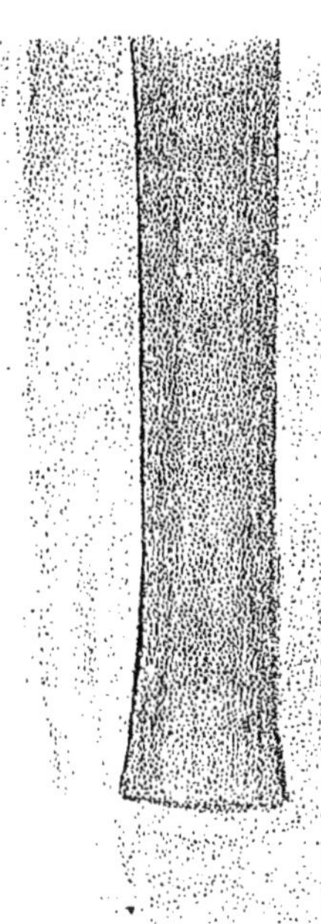

Fig. 26.

Fig. 27.

Fig. 28.

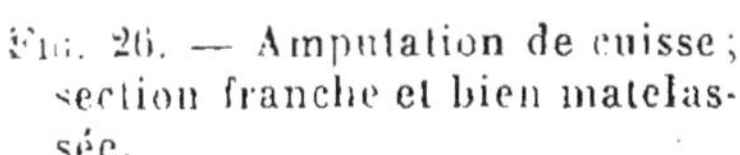

Fig. 26. — Amputation de cuisse; section franche et bien matelassée.

Fig. 27 et 28. — Amputation de jambe (face et profil) avec pro lification périostique éburnée, sans inconvénient; bien matelassé.

Fig. 29. — Os bien cicatrisé qu'il a fallu réséquer pour brièveté des parties molles. Sur cette coupe on voit nettement l'os ancien, fermé par un bouchon d'ossification médullaire qu'entoure un os nouveau périostique.

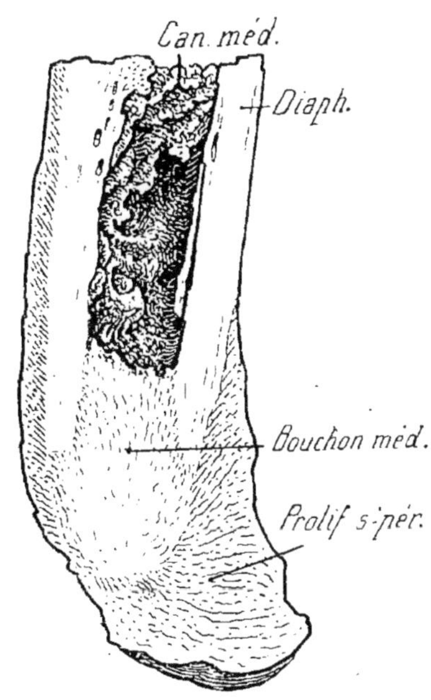

Fig. 29.

faites sur l'effritement par *exfoliation insensible* d'une sorte de sable osseux entraîné par le pus. Par ossification des bourgeons charnus médullaires se constitue une couche qui oblitère les canaux de Havers et le canal central ; le bouchon de ce dernier a quelquefois un ou deux centimètres de haut et sur lui la cavité cylindrique se termine en pointe (fig. 29). Le bout de l'os est ainsi éburné ; plus haut le cylindre diaphysaire est normal, et autour de lui il n'y a point de prolifération périostique exubérante. D'où, sur la radiographie, un os à bords nets, à surface de section lisse et franche, comme cela est représenté fig. 26. Si les parties molles sont suffisamment amples autour de cet os, la cicatrisation s'effectue avec régularité : cicatrice d'abord adhérente qui peu à peu s'assouplit et se mobilise, devenant en fin de compte presque aussi bonne que celle d'un moignon qui n'a pas suppuré.

De même dans certains cas où, l'inflammation ayant été plus vive, le bout de l'os entouré d'os nouveau sous-périosté se renfle en massue, ou présente des plaques d'ossification terminale excentrique donnant sur l'image radiographique une projection en forme d'ergot plus ou moins long, concave vers la racine du membre, noir et compact (fig. 27 et 28). A la palpation on se rend compte de cette hypertrophie, mais on constate que l'os est bien matelassé et indolent à la pression : l'ostéite condensante est, à vrai dire, une cicatrice osseuse, solide.

Si les parties molles sont trop courtes, toutefois, leur cicatrice mince et précaire adhère sous l'extrémité osseuse et souvent est sujette à des ulcérations récidivantes. Si même elles sont très courtes, leur cicatrice adhérente entoure en collerette l'os granuleux sur lequel ne peut s'étendre l'épidermisation : et une ulcération terminale s'éternise, sans que ce soit l'ostéite sous-jacente qui l'entretienne.

Les phénomènes sont tout autres lorsqu'entrent en jeu, par infection grave, l'ostéite nécrosante et raréfiante, l'hyperostose sous-périostée exubérante, elle aussi poreuse et suppurante.

On voit alors sortir du canal médullaire central un bourgeon violacé, parfois très proéminent, qui s'étale en champi-

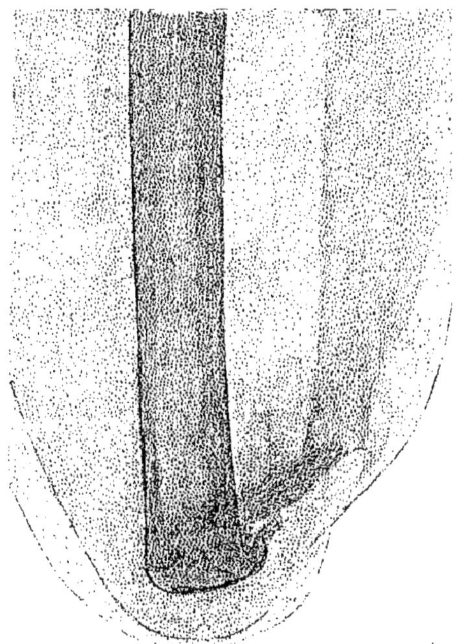

Fig. 30.

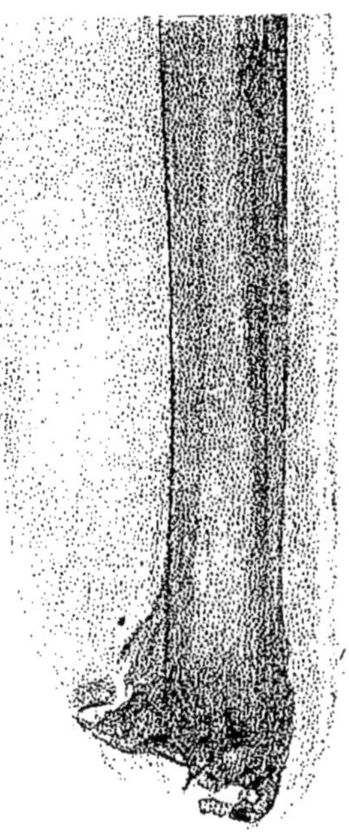

Fig. 31.

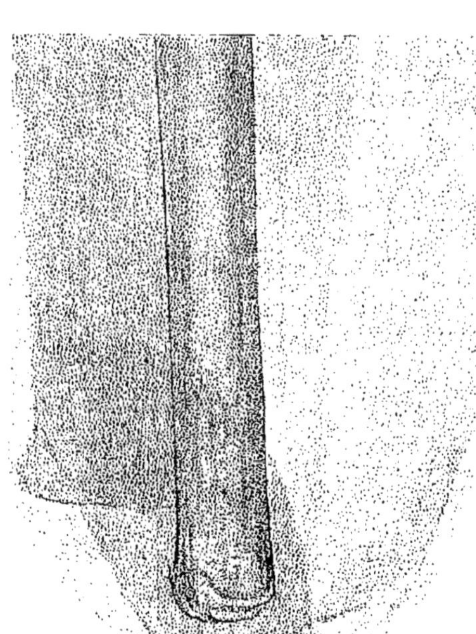

Fig. 32.

Fig. 30. — Ergot terminal bien-matelassé.

Fig. 31. — Ergot terminal mal matelassé; ulcération terminale des parties molles trop courtes; ostéite peu étendue.

Fig. 32. — Ostéite terminale légère d'un moignon fistuleux.

gnon sur la surface restée blanche (puis noircissant au contact de l'air) de la tranche osseuse. Celle-ci se nécrose sur une hauteur variable, qui dépasse rarement 3 à 4 centimètres, sur une partie ou, plus souvent, sur la totalité de la circonférence. D'où finalement un séquestre, qui se mobilise d'ordinaire en 6 semaines à 2 mois, sous forme d'un anneau dont le bord inférieur, dû à la section de la scie, est lisse et net, dont le bord supérieur, isolé par ostéite raréfiante, est irrégulier, dentelé, avec des pointes quelquefois fort saillantes remontant au flanc de la partie restante de la diaphyse. Ce bord supérieur est plus ou moins enchâssé dans l'hyperostose sous-périostée, qui peut même descendre autour de lui et sertir en partie le bord inférieur (fig. 33 à 38).

Dans les cas bénins, hyperostose récente et diaphyse ancienne s'éburnent au-dessus et autour du séquestre dont l'élimination spontanée (ou l'extraction chirurgicale d'un coup de curette) suffisent pour amener la cicatrisation de la fistule. Après quoi la qualité du moignon dépend, comme je viens de le dire plus haut, de la longueur des parties molles.

Mais souvent, dans ces conditions, l'os nouveau sous-périosté est exubérant, en chou-fleur terminal, poreux, affouillé par des fongosités et par de petites cavités suppurantes ; dans l'os ancien la moelle centrale est graisseuse, volumineuse, d'où élargissement de la cavité correspondante et amincissement du cylindre diaphysaire. Quelquefois réduit à une lame papyracée, le cylindre est, dans les cas extrêmes, volumineux, boursoufflé comme par un spina ventosa : et cela remonte souvent jusque dans l'épiphyse, ramollie, cariée, même lorsque l'amputation a porté sur la partie moyenne de l'os. C'est fréquent pour l'épiphyse tibiale supérieure après amputation de jambe dite au lieu d'élection (fig. 39 et 40).

Sur la radiographie, l'os est énorme, à travées opaques et à traînées claires irrégulières. En bas apparaît une massue inégale, de forme extrêmement variable, de coloration grise sans structure trabéculaire, à contours flous mal distincts des parties molles environnantes (fig. 41) quelquefois avec des géodes transparentes où l'on peut voir des séquestres (fig. 42 et 43).

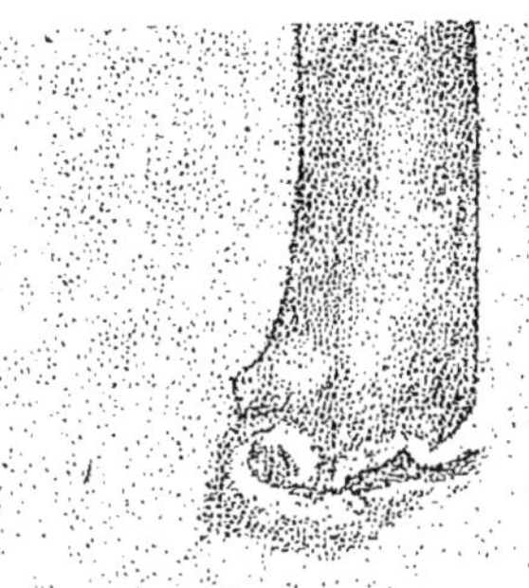

Fig. 33.

Fig. 33. — Séquestre annulaire terminal serti dans de l'os sous-périosté ; moignon très bien étoffé, mais fistuleux.

Fig. 34. — Le séquestre apparaît avec sa section franche, à la scie.

Fig. 35. — Mode d'enchâssement. Ostéite peu étendue.

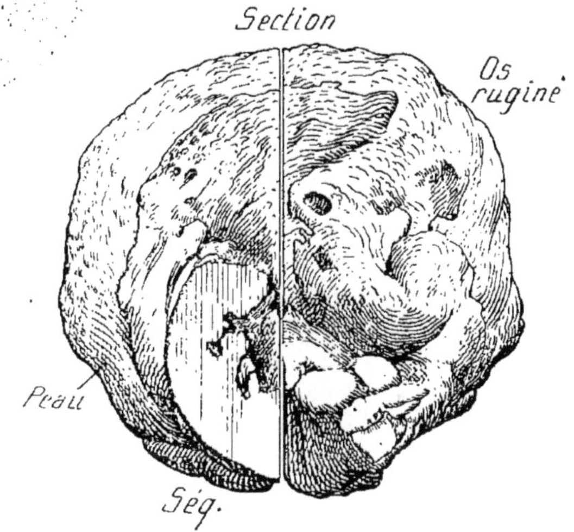

Fig. 34.

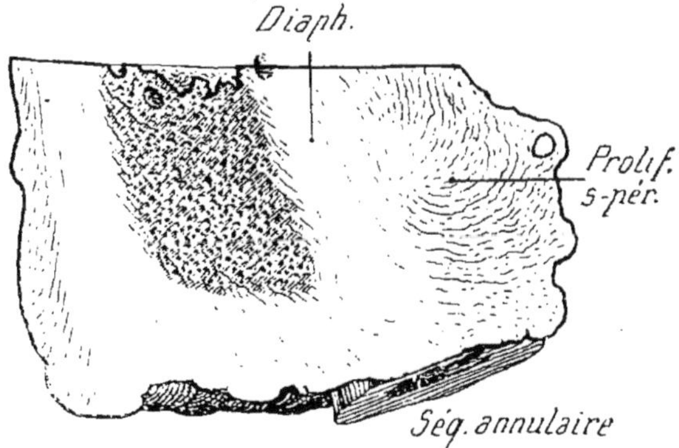

Fig. 35.

Un pareil moignon est, dans son ensemble, volumineux et dur. Les parties molles œdématiées y manquent de souplesse ;

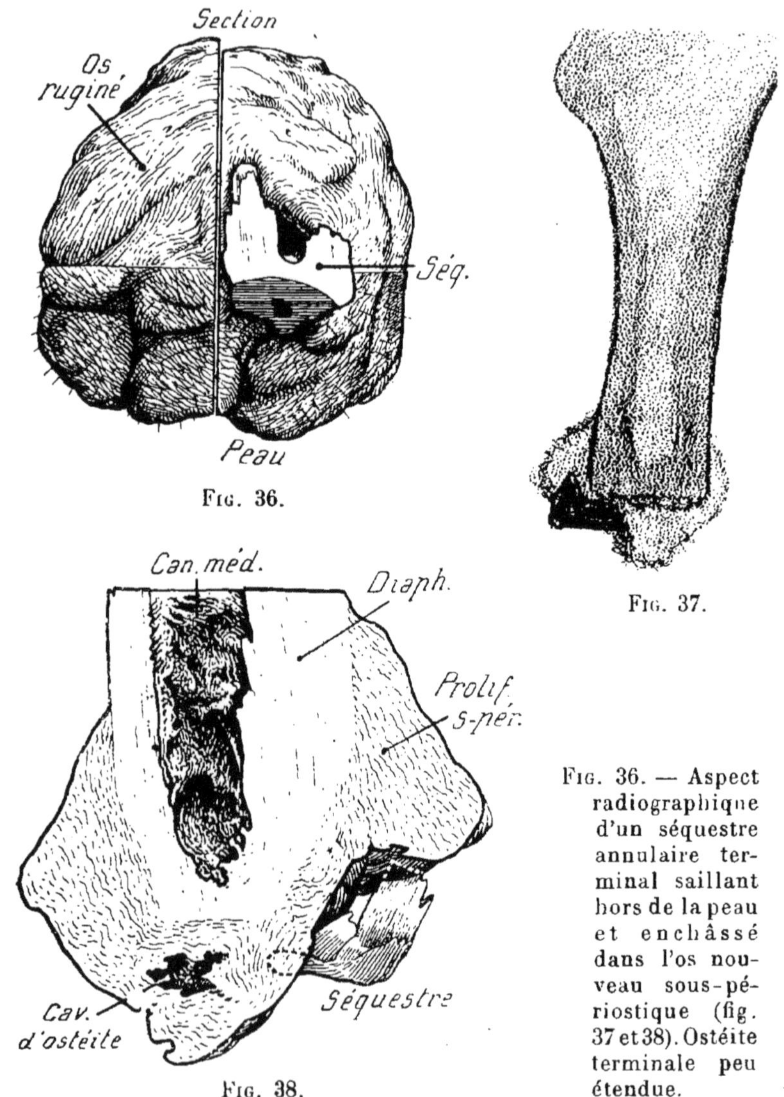

Fig. 36.

Fig. 37.

Fig. 38.

Fig. 36. — Aspect radiographique d'un séquestre annulaire terminal saillant hors de la peau et enchâssé dans l'os nouveau sous-périostique (fig. 37 et 38). Ostéite terminale peu étendue.

en bas, elles sont même dures, presque phlegmoneuses, recouvertes d'une peau rose et quelquefois rouge. Celle-ci, terminée par une collerette scléreuse, se déprime en entonnoir pour adhérer, par l'intermédiaire d'une ou plusieurs fistules

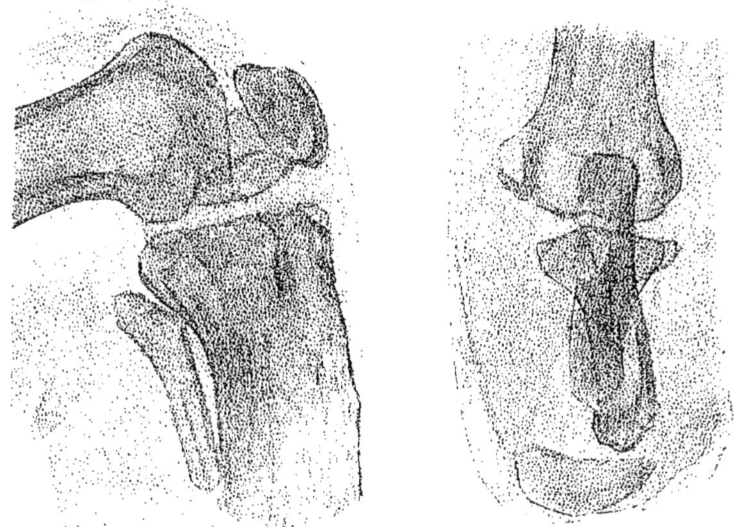

FIG. 39 et 40. — Ostéite raréfiante de toute la partie restante du tibia, du radius. Os soufflé, volumineux, sans prolifération périostique.

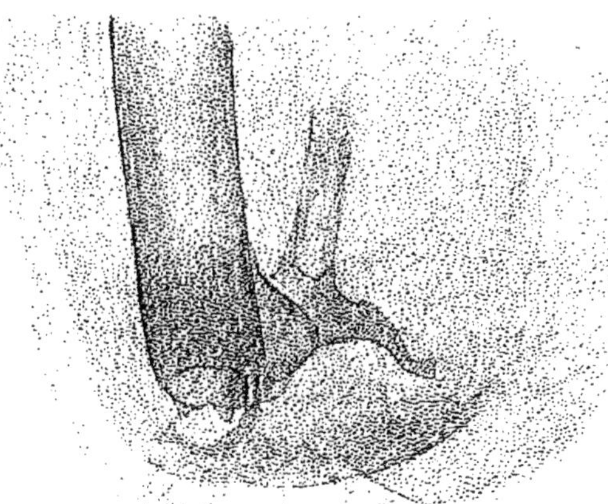

FIG. 41. — Ostéite raréfiante fistuleuse d'un gros chou-fleur périostique, infecté.

plus ou moins larges, à l'extrémité osseuse enflammée. L'os, sensible à la pression sur une hauteur quelquefois grande, est franchement douloureux en bas.

Les fistules donnent issue à du pus souvent mal lié, en abondance très variable. Par moment, elles se tarissent presque, ou même complètement. Puis survient une poussée douloureuse, avec rougeur, gonflement, fièvre légère : un abcès se forme et la cicatrice s'ulcère à nouveau. Ou bien, en un point anciennement fistuleux s'élève une petite bosselure violacée, à peu près indolente, molle, sans réaction inflammatoire autour; elle s'ouvre, donnant issue à un peu de sérosité louche, et la fistule recommence à suinter, pour un temps plus ou moins long.

Tant que l'os suppure, le port d'un appareil prothétique est impossible. De même, la suppuration étant tarie, tant que le moignon est œdémateux, avec adhérences à l'os volumineux et douloureux à la pression : les frottements ne tarderont pas à réveiller l'infection, à provoquer nouveaux abcès et nouvelles fistules. Ce fait, de connaissance vulgaire en temps de paix parmi les chirurgiens de métier, a trop souvent été ignoré par les néophytes chirurgicaux que nous a valus la guerre ; et j'ai vu de nombreux amputés qui, appareillés trop tôt, ont dû subir une opération chirurgicale complémentaire : après quoi leur appareil ancien ne s'adaptait plus à leur nouveau moignon, changé de forme. Cela est surtout vrai pour le membre inférieur dont le moignon doit prendre appui selon la verticale, et par conséquent s'adapter exactement dans le cône correspondant de l'appareil prothétique.

Telles étant les principales formes anatomiques et cliniques des moignons infectés et suppurants, voyons quelles opérations sont nécessaires pour rendre la cicatrisation définitive et le moignon appareillable.

Le cas le plus simple est celui où, l'os étant bien réparé, la cicatrice terminale est adhérente, incomplète ou exposée à des réulcérations constantes parce que les parties molles sont trop courtes pour recouvrir et matelasser la tranche osseuse. C'est, en principe, le défaut de l'amputation circulaire qui suppure ou dont, sans suppuration, les parties molles ont été coupées trop haut et sans cône de recoupe. Aussi est-ce fréquent entre les mains des meilleurs chirurgiens qui, en pré-

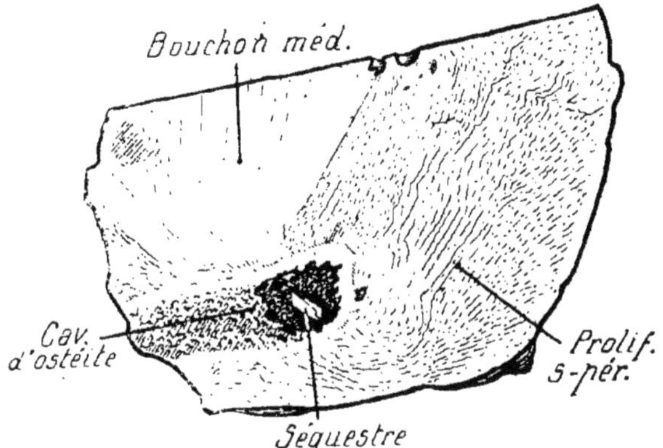

Fig. 42. — Petit séquestre de l'os sous-périosté atteint d'ostéite
raréfiante.

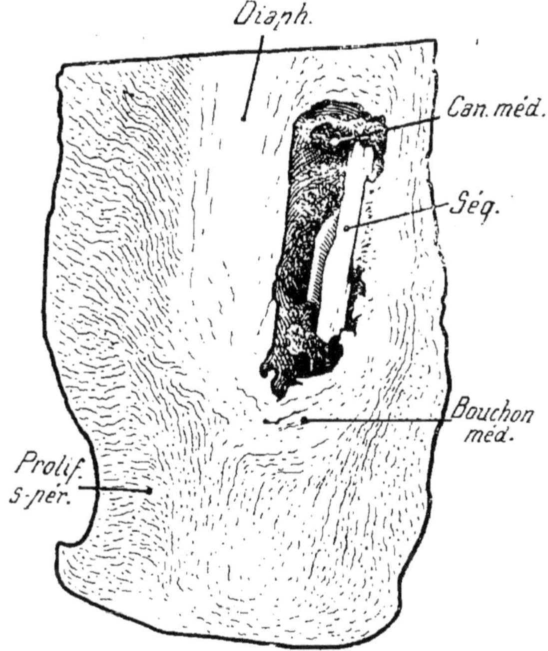

Fig. 43. — Séquestre diaphysaire au-dessus d'un os paraissant
bien cicatrisé.

sence d'un écrasement nécessitant l'amputation, ont toujours eu pour règle d'amputer, si possible, dans le foyer traumatique bien drainé, quitte à retoucher ensuite le moignon. Mais ceux-là ont toujours cherché à conserver le plus possible les parties molles, qui seront utiles plus tard pour cette retouche : et je m'élève une fois de plus contre la systématisation que l'on a voulu faire de l'amputation « en saucisson », perpendiculairement à l'os sectionné. Plus on aura ménagé primitivement les chairs au-dessous de la tranche osseuse et moins on aura, par la suite, à raccourcir l'os pour adapter sa longueur à la leur.

Car pour ces moignons coniques, le traitement consiste à raccourcir l'os.

Par une, ou mieux par deux incisions latérales, on fend la collerette cicatricielle qui entoure l'os et dont on libère ensuite les deux demi-circonférences adhérentes. Certains chirurgiens, après avoir circonscrit au bistouri cette virole scléreuse, conseillent de continuer de même autour de l'os, pour sacrifier de parti-pris le périoste du bout qu'ils vont abattre à la scie ; ils craignent, en effet, la prolifération ultérieure de ce périoste et l'hyperostose consécutive. Je crois qu'ils ont tort, et j'ai coutume, après avoir coupé au bistouri, jusqu'à l'os, tout autour de la cicatrice adhérente, de libérer l'os à la rugine sur la hauteur convenable.

Cette hauteur sera calculée, comme pour une amputation typique, de façon que la peau et les muscles recouvrent sans tension la tranche osseuse ; ce qui, dans le cas particulier, exige en outre une libération attentive de la peau.

Celle-ci, en effet, est retournée en entonnoir par une virole scléreuse, épaisse et dure, qui a été sans doute fendue latéralement par les deux incisions libératrices et abrasée circulairement autour de l'os, mais qu'il convient de poursuivre jusqu'à ce que le bistouri, coupant à plat entre la peau et l'aponévrose, arrive dans le tissu conjonctif sous-cutané, lâche. A ce moment seulement le bord de la peau peut être retourné en dehors. Si l'on a pu tracer les entailles de la peau de façon que la cicatrice d'abord terminale devienne latérale, avec lambeau ramené sous l'os bien matelassé, j'estime qu'on aura fait bonne besogne.

Pour scier l'os, pris dans le davier de Farabeuf, il est très souvent commode d'employer une scie à arbre, montée à l'envers, les dents vers l'arbre, et l'os passant dans le cadre de la scie.

Après cette opération, on doit chercher la réunion immédiate, en mettant un ou deux points de suture profonds sur les muscles libérés comme il vient d'être dit, puis en cousant la peau. Mais je crois bon de toujours drainer largement, car si les réveils d'infection sont plus rares qu'en cas d'ostéite proprement dite, ils sont cependant possibles. On les évite, sans doute, si l'on pratique, en tissus partout sains, une amputation typique : mais la plupart du temps cela imposerait un raccourcissement d'os qui diminuerait la qualité de la prothèse ultérieure.

S'il y a ostéite raréfiante et nécrosante du moignon, il convient d'abord d'attendre que le ou les séquestres soient mobilisés. Puis l'on agit comme dans le cas précédent, la section osseuse devant en principe porter franchement au-dessus du chou-fleur périostique infecté auquel aboutissaient les fistules.

Mais trop souvent ce principe aurait pour conséquence une trop grande perte de longueur du moignon, en particulier lorsque, l'épiphyse étant atteinte, il faudrait, pour opérer en tissus sains, sacrifier la jointure correspondante, ou s'en rapprocher assez pour la rendre pratiquement inutile. L'intérêt est majeur, de conserver le haut du tibia, même si l'on est certain qu'à la fin sera obligatoire la marche sur le genou fléchi ; de conserver le coude, s'il est mobile ; de conserver une cuisse aussi longue que possible ; et même, pour l'épaule, de conserver une tête humérale qui, élargissant l'épaulette, soutient l'appareil bien mieux que si la jointure est désarticulée.

On se résoudra alors à des opérations incomplètes, à des évidements qui ne dépasseront pas toujours les limites de l'os infecté et que par conséquent il faudra parfois renouveler. On tâchera de libérer les muscles de façon qu'ils s'appliquent à peu près sur les parois des cavités ainsi creusées. Et si, dans ces conditions, on peut diriger par quelques points de suture

la cicatrisation de la peau, pour éviter le retour de son recro-
quevillement, on aura soin que la plaie reste largement drai-
née, car les reprises infectieuses avec pus gazeux et sphacèle
partiel sont fréquentes.

L'infection des plaies de guerre est, à cet égard, beaucoup
plus tenace que celle des plaies dont nous avons l'expérience
en chirurgie civile ; et plusieurs fois, après des rectifications,
même très tardives, de moignons, j'ai eu à débrider des phlegmons graves, ayant tendance à la diffusion rapide ; j'ai dû,
ensuite, nettoyer l'os secondairement, enlever un ou plusieurs
petits séquestres, évider une cavité fongueuse. Mais ces opérations peu brillantes, ces soins consécutifs longs et astrei-
gnants m'ont permis de conserver des moignons beaucoup
plus utilisables que si, pour obtenir une guérison rapide, j'avais
amputé en partie saine.

J'ai parlé assez longuement de l'ostéomyélite des amputés ;
il me reste, quoiqu'il ne s'agisse pas de lésions d'ordre infectieux et osseux, à dire quelques mots sur les moignons qui
nécessitent retouche, soit pour disposition vicieuse des parties molles, soit pour ce qu'on appelle les névromes des amputés.

La forme générale du moignon, la position de la cicatrice,
l'épaisseur des chairs qui matelassent l'extrémité osseuse, sont
à étudier dans leurs relations avec le fonctionnement de l'appareil prothétique par lequel on va remplacer pour le mieux
le membre absent. Leurs dispositions vicieuses sont certainement plus fréquentes lorsque la plaie a suppuré, mais souvent aussi elles tiennent à des défectuosités de technique initiale que je voudrais signaler au passage et elles fournissent
des indications opératoires qui, moins absolues que pour les
moignons suppurants, sont néanmoins souvent d'une grande
utilité.

Un moignon n'est véritablement bon que si, la cicatrice
étant souple et à l'abri des pressions de l'appareil, la tranche
osseuse repose, par l'intermédiaire d'un coussinet dû à la
transformation fibreuse des muscles atrophiés, sur une peau
mobile et non tendue. Or souvent, sans que cela aille jusqu'à

l'ulcération terminale permanente ou récidivante, nous voyons des moignons qui ne remplissent pas ces conditions ; ils ne suppurent pas, mais sont coniques à un degré quelquefois fort gênant.

A la cuisse, au bras, un type fréquent est celui où, sur une 'hauteur de 3 à 4 centimètres, il n'y a que la peau autour de l'os, les muscles s'étant rétractés en un bourrelet circulaire au-dessus de cette pointe mal garnie. Souvent la peau, elle aussi, est trop courte et tendue, comme sur ces moignons de cuisse « en gueule de requin » pointus et à cicatrice postérieure trop haute.

Au bras, le moignon n'a pas à agir selon la verticale ; son unique rôle est d'imprimer à l'appareil des mouvements de levier. L'inconvénient d'une extrémité incapable de supporter les pressions est donc médiocre. Mais à la cuisse il en est autrement, si l'on veut bénéficier de tous les progrès de la prothèse moderne, c'est-à-dire remplacer le plus possible l'appui sur l'ischion par l'appui direct du moignon — surface et extrémité — dans un cône rigide, en bois, qui l'emboîte exactement. Ce qui prime tout, évidemment, c'est la longueur minima que doit garder le moignon pour que sa prise dans l'appareil soit solide et son action de levier efficace ; mais quand on ampute au tiers ou au quart inférieur, qu'on ne soit pas guidé par le souci exclusif de la longueur du moignon : une bonne amputation sus-condylienne vaut mieux qu'une désarticulation du genou à peau mince et tendue. On aura parfois à s'en souvenir, pour faciliter l'appareillage par un raccourcissement secondaire de l'os.

A la jambe, un des vices les plus fréquents provient d'une mauvaise coupe primitive des os : on n'a pas abattu en biseau la crête tibiale, qui offense constamment la mince peau interne ; on a scié le péroné au même niveau que le tibia ou même plus bas. S'il se joint à cela une cicatrice terminale adhérente, par amputation circulaire trop courte ou ayant suppuré, le moignon est incapable de supporter l'appui terminal direct. L'inconvénient est modéré pour l'amputation haute, autrefois dite au lieu d'élection, avec l'ancienne prothèse où le sujet marche sur le genou fléchi à angle droit ; il est considérable pour la prothèse, aujourd'hui généralisée, où le membre est emboîté selon sa longueur et où la marche a lieu avec flexion libre du genou. Il convient alors de raccourcir les os, le péroné surtout, et de scier le tibia en biseau ; et il est bon, si possible, de traiter les parties molles de façon à matelasser les sections osseuses par un lambeau cutané doublé d'une bonne couche musculaire. Car je suis de ceux qui préconisent, en principe, les amputations de jambe à lambeau : au-dessous de la partie moyenne, le lambeau postérieur (que l'on obtient excellent par la méthode elliptique, si on la préfère au lambeau proprement dit) est le meilleur ; au-dessus de la partie moyenne, on a le choix entre le lambeau postérieur et le lambeau externe.

Je dirai quelques mots, en terminant, des *névromes des moignons*, renflements olivaires très douloureux à la pression qui se forment sur le bout du nerf sectionné. Ils ont presque toujours pour origine une faute de technique : on n'a pas songé à chercher les troncs nerveux principaux sur la tranche des parties molles, à les attirer sur 3 à 4 centimètres de long et à les réséquer de façon que le bout, dorénavant à l'abri de la compression, aille se cacher au milieu des masses musculaires.

L'amputation du bras est celle où, principalement sur le médian et le cubital, cette lésion se produit le plus souvent ; à l'avant-bras et à la jambe, à la cuisse, les névromes sont beaucoup plus rares. Cela rend douloureux le port de tout appareil, et il faut réséquer secondairement le nerf, ce qui est très facile et très bénin, par une petite incision longitudinale.

La lésion est analogue, mais non identique, dans les amputations de l'arrière-pied (désarticulations sous-astragalienne et tibio-tarsienne ; amputation sus-malléolaire), où l'on amène sous le moignon osseux un lambeau plantaire longé par le nerf tibial postérieur. Si l'on omet d'isoler le nerf sur toute la longueur du lambeau et de le réséquer à la base, il empêche l'appui direct, indispensable à la marche. Et l'ennui de l'omission est beaucoup plus grand que dans le cas précédent :

on ne peut aborder le nerf directement par incision plantaire longitudinale, ce qui laisserait une cicatrice douloureuse, ou tout au moins gênante ; et on est obligé de décoller le lambeau en passant par la cicatrice première.

III. — FISTULES CONSÉCUTIVES AUX PLAIES DES OS ET AUX FRACTURES COMPLIQUÉES.

Les fractures avec plaie, beaucoup plus souvent aujourd'hui qu'autrefois, peuvent guérir sans suppuration, comme des fractures non exposées. Tous les chirurgiens civils chargés d'un service hospitalier le savent, et ils n'en sont plus à compter leurs succès de ce genre, pour les fractures en V du tibia surtout. Mais tous savent aussi que, lorsque la suppuration se met de la partie, les choses changent de face et qu'alors il faut procéder en 3 étapes : 1° arrêter l'infection ; 2° obtenir la consolidation en aussi bonne attitude que possible ; 3° s'occuper des séquelles, souvent si prolongées et tenaces, de l'ostéomyélite traumatique.

Aussi n'ont-ils pas été surpris que bien des fractures par armes à feu, par balle presque exclusivement, aient guéri par première intention — comme d'ailleurs nombre de sétons des parties molles. Mais ils ont été étonnés qu'on ait souvent eu l'air de considérer comme presque guéries des fractures infectées, consolidées avec une fistule : petits blessés, bons à diriger sur des formations non chirurgicales, où un médecin quelconque mettra une mèche dans le trajet et donnera, au besoin, un ou deux coups de curette.

Et de la sorte ces fistules s'éternisent ; et j'en ai vu durer des mois et des années, jusqu'au jour où, par une opération chirurgicale appropriée, on les tarit presque toutes en trois à quatre mois. Grands blessés, vous dis-je, qui ont besoin d'un chirurgien averti, d'une opération longue, laborieuse, souvent difficile, de pansements attentifs, de soins assidus sous une direction toujours la même.

Aussi ai-je toujours cherché — et sauf certaines nécessités

urgentes j'y ai réussi avec le concours des directeurs qui se sont succédé à la tête du corps de santé de Paris — à garder contact jusqu'à cicatrisation complète avec les blessés dont j'ai soigné les fractures dès le début ; et aussi avec ceux qui, traînant leur fistule depuis plus ou moins longtemps, m'ont été confiés secondairement. Des deux hôpitaux pour « grands blessés » dont je suis chargé (VL 33 ; et auxiliaire 265, hôpital de l'Institut), j'ai pu évacuer mes opérés sur des hôpitaux de banlieue, sans outillage chirurgical, où je les surveille deux ou trois fois par mois et d'où je les fais revenir quand ils ont besoin d'une opération.

Car il faut savoir, avant d'entreprendre ce traitement, que souvent des retouches opératoires sont nécessaires ; qu'après cicatrisation apparente et plus ou moins durable des rechutes sont fréquentes, qu'elles soient torpides, subaiguës, ou même aiguës. C'est l'histoire banale, clinique et opératoire, de l'ostéo-myélite prolongée et, pour aller du simple au compliqué je dirai d'abord quelques mots des plaies des os, puis je m'occuperai des fractures.

A. — *Plaies des os.*

a) Les *plaies diaphysaires* sont rares, car un projectile qui rencontre un cylindre osseux compact le fait presque toujours éclater. Cependant on observe de temps en temps les formes suivantes :

1° Une balle ou un éclat d'obus creusent sur une des faces d'un os un sillon plus ou moins profond, perpendiculaire où à peu près à l'axe de l'os, n'ouvrant pas le canal médullaire.

2° Une balle de fusil, et surtout la balle de plomb sphérique d'un shrapnell, viennent, à bout de course, s'aplatir contre l'os, quelquefois avec contusion simple de la surface diaphysaire : plus souvent avec enfoncement esquilleux.

La *contusion osseuse simple*, avec infection des parties molles adjacentes, est à peu près identique à celle que l'on observe souvent dans les régiments de cavalerie, par coup de pied de cheval sur la face interne et la crête du tibia. La plaque osseuse dénudée au fond de la plaie suppurante des parties molles se nécrose sur une largeur et une épaisseur variables, d'où un séquestre lamellaire ayant une surface lisse (la face primitivement libre) et une irrégulièrement découpée; ayant des bords partout dentelés par le processus d'ostéite raréfiante.

Il est rare que dans ces conditions (sauf phlegmon grave, et alors dominant, des parties molles) l'ostéomyélite soit diffuse et la nécrose étendue ; et il pourrait sembler au premier abord que le séquestre, superficiel, soit voué à l'élimination spontanée, rapide, après les 5 ou 6 semaines nécessaires à son isolement.

Souvent, en effet, les choses se passent ainsi, en particulier au crâne, toutes réserves faites sur la fréquence relative de la contusion simple, des fissures associées de la voûte ou des éclatements concomitants de la table interne. On peut alors observer l'exfoliation insensible de l'os dont la surface, d'abord blanche, lisse, dénudée, devient peu à peu rose en piqueté, puis uniformément granuleuse. Ou bien le séquestre se mobilise et tombe, à peine sollicité par la pince. Quelquefois, il est plus large que la fistule cutanée correspondante, qu'il faut débrider avant de donner un coup de curette. Il est rare que ses bords soient sertis dans une rainure d'os nouveau sous-périosté et qu'il faille le dégager de cette invagination, toujours d'ailleurs sans importance pratique réelle. On n'opérera pas avant que le séquestre ne soit mobilisé, car il est impossible d'apprécier à l'avance quelles seront ses limites et on est exposé, par conséquent, à faire trop ou trop peu ; à enlever toute l'épaisseur d'une rondelle dont la partie profonde persistera ; à garder un bord qui plus tard se mortifiera à son tour, et il faudra recommencer.

Une *plaie contuse de la face interne du tibia* est souvent d'une chronicité désespérante, moins par inclusion du séquestre que par défaut de cicatrisation des parties molles : il y a eu perte de substance de la peau mince, tendue sur un os non matelassé ; l'épidermisation ne gagne que peu ou point sur la surface osseuse granuleuse : la cicatrice, quand elle est obtenue, est mince, adhérente, sujette à de fréquentes réulcérations.

Le traitement consiste à circonscrire l'ulcération au bistouri, à abraser à la curette les bourgeons charnus sous lesquels on enlève, au burin, un copeau osseux jusqu'à trouver une surface d'apparence normale, puis à suturer la peau, mobilisée selon les besoins. Il est prudent de drainer, comme la plupart du temps, d'ailleurs, quand on tente la réunion primo-secondaire des plaies.

Lorsque le séquestre par contusion siège sur un os profond, sous d'épaisses masses musculaires, au corps du fémur par exemple, il est fréquent qu'il entretienne la fistule pendant des mois, jusqu'au jour où on ira le chercher après débridement. Les bords sont assez souvent enchâssés dans l'os nouveau sous-périosté, mais celui-ci est peu volumineux et peu étendu, il n'y a pas à vrai dire de cavité séquestrale. L'opération consiste donc simplement à fendre le trajet fistuleux, pour qu'il puisse donner passage au séquestre, amené au dehors d'un coup de curette ; à l'épaisseur près des parties molles, c'est ce que je viens de dire pour le crâne.

Évidemment, un praticien peut se contenter, avant de prendre le bistouri, de savoir qu'une fistule conduit le stylet sur l'os dénudé ou tout au moins près de l'os : car la facilité de sentir au fond de ces trajets, souvent fort longs, s'il y a ou non mobilité du séquestre, est bien moindre qu'au crâne. Ainsi renseigné, le chirurgien débride, arrive à l'os malade et agit de façon appropriée ; cette façon étant fort différente dans le cas que je viens de décrire et dans celui, beaucoup plus important, où il y a une cavité séquestrale.

Les présomptions sont en faveur du séquestre superficiel, peu ou pas invaginé, lorsque la fistule, au premier abord souvent identique à celles dont il sera question plus loin, ne repose pas sur un os volumineux : l'hyperostose est pratiquement nulle, à la palpation ; le stylet ne donne pas la sensation de pénétrer dans un orifice osseux. Les renseignements fournis par la radiographie sont intéressants : on voit en effet sur l'image un os d'opacité normale, sans taches centrales transparentes ; les bords sont nets, rectilignes, sans vallonnements, sauf en un point assez limité où, sur un des profils seulement, apparaît une bavure estompée où la tache gris-noirâtre du séquestre se détache, sans être bordée d'os nouveau sur sa face excentrique. Mais c'est un renseignement intéressant et non absolu, car on peut voir des os contenant de volumineux séquestres diaphysaires centraux apparaître presque normaux d'aspect : cependant nous verrons que, pour un œil exercé, ils ne sont pas absolument normaux. Je m'expliquerai sur ce point en décrivant les aspects radiographiques des cavités osseuses avec séquestres invaginés.

Les sillons osseux, les enfoncements diaphysaires partiels, limités à une face, peuvent aboutir de même au séquestre superficiel, mais souvent aussi, le plus souvent même pour les enfoncements, ils s'accompagnent de fissures qui ouvrent le canal médullaire, d'esquilles soit adhérentes soit même complètement libérées. Si l'infection se met alors de la partie, l'ostéomyélite et ses conséquences sont identiques à ce qu'elles sont dans les fractures sans déplacement.

b) Les **plaies sans fracture des masses spongieuses** — grosses épiphyses ou os courts — ne sont pas exceptionnelles, sous forme soit de sétons, soit de plaie à un seul orifice avec enclavement du corps étranger. Le projectile est tantôt une balle de fusil, tantôt un petit éclat d'obus ou une balle de shrapnell.

Un séton à orifices punctiformes souvent ne suppure pas : la guérison a lieu en quelques jours, après hémarthrose fréquente de l'articulation voisine, au genou surtout.

La suppuration est habituelle s'il y a corps étranger, projectile ou débris de vêtements, soit dans un séton, soit dans une plaie à un seul orifice. L'enkystement aseptique d'une balle ou même d'un éclat, dans une épiphyse est cependant possible ; quelquefois aussi on observe une infection légère, limitée, qui se tarit très vite après extraction du corps étranger, même lorsque celui-ci a séjourné dans l'os pendant assez longtemps. Qu'on ne se fie pas à ces évolutions favorables

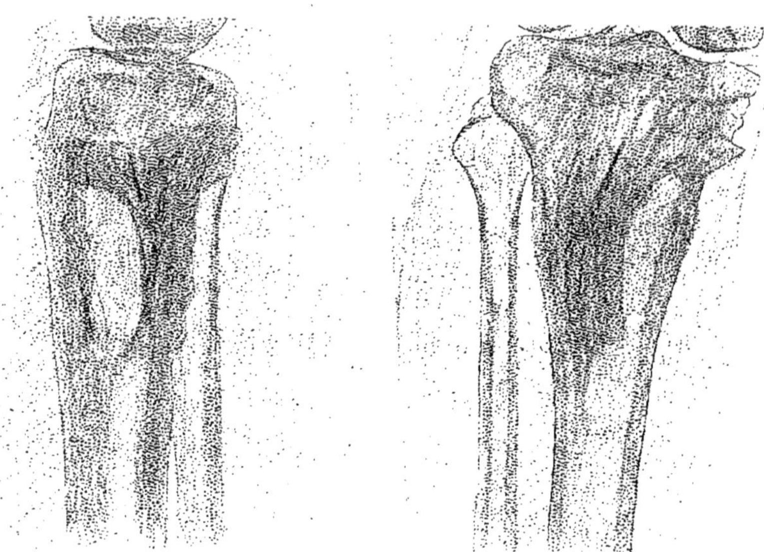

Fig. 44 et 45. — Homme, 28 ans; balle le 3 mars 1915; perforation de l'épiphyse tibiale. Évidement le 25 août 1915. Radio le 28 mars 1916. Cicatrisé le 6 avril. Genou libre.

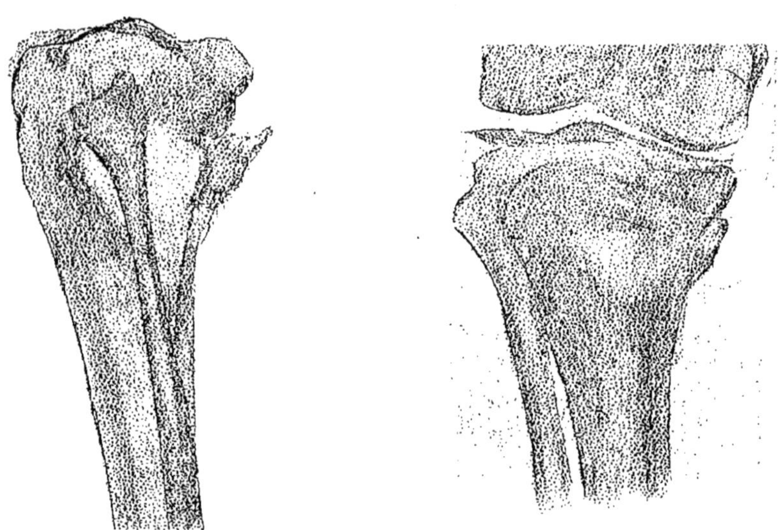

Fig. 46 et 47. — Homme, 41 ans; le 25 septembre 1916, séton par éclat d'obus à travers l'épiphyse tibiale. Ostéite raréfiante sans séquestres, descendant un peu vers le diaphyse. Radio du 24 mars 1916. Évidement le 11 avril; encore fistuleux en septembre.

toutefois : l'ostéite raréfiante est la règle (fig. 44 à 47), et elle a coutume de gagner vite tous les recoins médullaires de l'éponge épiphysaire. D'où nécessité d'un large évidement, au siège le plus défavorable, et pour la lenteur de la cure et pour la fréquence des retentissements articulaires.

Si donc, en cas de séton à orifices punctiformes, il convient d'attendre, avant d'opérer, que la suppuration soit établie et de ne pas aller, de parti pris, à la recherche de morceaux de draps hypothétiques — ni même de soumettre préventivement tout séton à une irrigation continue antiseptique quelle qu'elle soit — l'opération devra être précoce, immédiate même, lorsque la radiographie démontre l'enclavement d'un corps étranger, comme cela est à peu près constant en cas de plaie à un seul orifice. On ne s'abstiendra que si, ce qui s'observe quelquefois pour les balles et par exception pour les éclats d'obus et les chemises de balle, que si l'enkystement est déjà ancien et ne s'accompagne d'aucune douleur locale, d'aucun retentissement articulaire. Et encore, pour mon compte personnel, ai-je coutume de pratiquer même alors l'extraction, si elle est anatomiquement sans danger, car j'ai appris qu'autour de ces corps étrangers, au premier abord aseptiques, les réveils inflammatoires tardifs sont bien plus fréquents que nous ne le pensions au début de la guerre; il n'est pas prudent de laisser à l'ostéite raréfiante diffuse le temps de s'installer dans l'épiphyse, car, même en cas d'infection légère, l'enkystement par une barrière compacte est exceptionnel.

B. — *Fractures fistuleuses.*

a) **Anatomie pathologique.** — La caractéristique principale des fractures par armes à feu est d'être *comminutives*, c'est-à-dire : 1° d'être constituées par un véritable éclatement de l'os au point frappé; 2° de s'accompagner de fissures qui s'étendent plus ou moins loin autour de ce foyer, dans le sens de la longueur de l'os.

En sorte que, d'une manière générale, le canal médullaire

central est largement ouvert ; et que, d'autre part, il y a au
point frappé de nombreuses *esquilles*. De celles-ci, les unes
sont primitivement *libres*, c'est-à-dire indépendantes à la fois
de l'os d'où elles proviennent et du périoste décollé ; les autres
sont *adhérentes*, c'est-à-dire que, séparées de la diaphyse fracturée, elles restent en connexion avec le périoste et, par son
intermédiaire, avec les parties molles voisines.

Lorsque la fracture n'est pas infectée, ces délabrements
ne mettent pas obstacle à une consolidation souvent excellente. Non seulement les esquilles adhérentes continuent à
vivre, à prendre part active à la formation du cal, mais encore
les esquilles libres ont coutume de se greffer avec elles dans
le cal. Cela est même vrai, plus souvent qu'on ne le pense,
pour certaines fractures par balle éclatée, où les particules
centrales de plomb, quelquefois innombrables, s'imprègnent
pour ainsi dire sur les fragments. Le cal est alors volumineux,
sans doute, pendant longtemps empâté et douloureux, mais il
ne suppure pas, peu à peu il se modèle et diminue de volume
et la guérison a lieu, sans opération, comme pour une fracture
sous-cutanée. Je reviendrai plus loin sur les aspects radiographiques de ces particules métalliques faisant corps avec
l'os sans constituer, à vrai dire, des corps étrangers qu'il faut
extraire.

Si, au contraire, le foyer est infecté, il faut distinguer :
1° l'élimination des parties mortifiées ; 2° la consolidation de
la fracture.

1° *Élimination des parties mortifiées.* — Il est d'abord
obligatoire que les esquilles primitivement libres se nécrosent :
et celles-là forment tout de suite des séquestres. De même, la
plupart des esquilles adhérentes, dont la face périostique ne
tarde pas à se libérer. Ces deux variétés de séquestres sont de
même forme : c'est-à-dire que sur leurs deux faces, sur leurs
bords, ils sont lisses et nets, à arêtes tranchantes, à pointes
aiguës, sans dentelures marquant l'entrée en jeu du processus
de libération secondaire par ostéite raréfiante. Cliniquement,
ils sont à peu près identiques, la différence de temps n'étant
pas grande entre l'isolement immédiat, par le choc, de l'es-

quille libre, et la dénudation définitive et totale, dans le foyer suppurant, d'une esquille adhérente.

Sur les deux bouts de la diaphyse, les phénomènes anatomiques sont autres. Ils sont identiques à ceux que nous avons décrits sur l'extrémité d'un os infecté après amputation : les points dénudés se nécrosent sur une hauteur variable, puis la séquestration se produit, marquant sa trace sur une partie des bords par des dentelures caractéristiques. Il y a même des séquestres, d'ordinaire petits, d'origine exclusivement inflammatoire, rongés sur leurs deux faces et sur tout leur pourtour, exactement comme ceux de l'ostéomyélite spontanée. La différence clinique considérable entre ces séquestres et les précédents est qu'ils s'isolent lentement, par processus d'ostéite raréfiante : on verra plus loin l'importance opératoire de cette donnée anatomo-pathologique.

Je ne reviendrai pas sur ce que j'ai dit, à propos de l'ostéomyélite des amputés, sur la propagation plus ou moins étendue de l'infection médullaire, sur l'atteinte de l'épiphyse voisine. L'infection des deux épiphyses à la fois n'a guère lieu que dans certains éclatements, peu compatibles avec la conservation du membre, qui réduisent pour ainsi dire toute la diaphyse en bouillie. Une fracture franchement diaphysaire, à mi-hauteur, se complique rarement d'ostéite épiphysaire. Celle-ci survient surtout pour les fractures qui atteignent le bout correspondant de la diaphyse, près du point où des travées osseuses, interrompant le canal central, font transition entre cette diaphyse et l'épiphyse proprement dite.

2° *Consolidation de la fracture.* — Cette consolidation se produit en même temps que les séquestrations. Elle se fait à la fois par cal interfragmentaire, par soudure entre les extrémités diaphysaires, à la limite des parties nécrosées, et par ossification sous-périostée, celle-ci prenant le pas lorsque la nécrose diaphysaire est étendue et surtout lorsque les fragments se consolident avec déplacement angulaire. Ainsi se constitue une gaine d'os nouveau, une *cavité séquestrale*, où *les séquestres sont invaginés*. Cette cavité communique avec l'extérieur par des perforations plus ou moins larges, de

nombre variable. Il n'y en a souvent qu'une, formée spontanément, à l'origine ; lorsque des opérations ont été pratiquées,
il y en a souvent plusieurs, et elles sont agrandies par la
curette.

Que les fragments soient bien ou mal coaptés, avec ou sans
angulation de l'axe, le mode de constitution de la cavité, par
un cal sous-périosté, est en principe le même. Mais le volume du cal, les dimensions et les anfractuosités de la cavité
dépendent pour beaucoup de la réduction plus ou moins exacte
de la fracture.

Le cas le plus simple est celui où il n'y a pas de déplacement des fragments, qui restent bout à bout. Il est rare, alors,
que l'infection soit très étendue : les deux bouts se soudent
en même temps que, par ostéite productive, leur canal médul
laire s'oblitère, ainsi que je l'ai dit pour certains moignons
d'amputation ; autour d'eux la virole périostique, modérément
épaisse, devient rapidement compacte ; les séquestres sont
petits, les bourgeons charnus peu exubérants.

Lorsque la perte de substance des deux bouts est étendue,
mais que la gaine périostique est bien conservée et que l'on
a pu, par l'appareillage, éviter le déplacement angulaire, l'os
se raccourcit avec peu ou point de désaxation et, au raccourcissement près, on arrive au résultat précédent, avec une
cavité plus grande et plus irrégulière il est vrai, avec des
séquestres d'ordinaire plus gros, avec un cal sous-périosté
plus volumineux. Les deux bouts, remis ainsi au contact l'un
de l'autre, se soudent entre eux sur partie au moins de leur
surface, et le cal interfragmentaire joue un rôle important
dans la consolidation. Le raccourcissement dans ces conditions est inévitable, lorsque l'on a dû nettoyer dès les premiers jours, à cause des accidents aigus immédiats, le foyer
d'une fracture diaphysaire gravement infectée : mais par un
appareillage bien fait, en particulier par l'extension continue
pour les fractures de l'humérus et du fémur, on arrive à un
bon résultat, sans désaxation ; à une cavité séquestrale relativement facile à tarir.

Les conditions sont bien moins favorables lorsqu'il y a

angulation et chevauchement des fragments, comme cela a trop souvent lieu encore pour les fractures du fémur, en partie peut-être parce que l'appareillage initial n'a pas toujours été correct; en partie aussi parce que la réduction a été impossible à obtenir. Une fracture sous-trochantérienne à grand délabrement osseux, avec phlegmon étendu nécessitant des incisions multiples et longues, ne peut pas toujours être bien coaptée et bien maintenue. Les fragments désaxés ne se touchent plus alors que de façon insuffisante; le cal interfragmentaire passe au second plan et la consolidation a pour agent principal l'ossification des lames périostiques, plus ou moins loin décollées, qui s'étendent entre les fragments dont la pointe est dénudée quelquefois à grande distance.

D'où une cavité fort irrégulière, au centre d'une hyperostose volumineuse, quelquefois énorme. L'os nouveau est en majeure partie compact, devenant même à la longue d'une dureté extrême. Mais par places aussi il est raréfié, rongé par le pus et par les fongosités, par places creusé de véritables petits abcès, de petits tunnels fongueux.

C'est alors surtout que l'on observe l'extension parfois fort lointaine de l'ostéomyélite et la formation de séquestres très longs, pouvant occuper, sur les deux bouts, presque toute la hauteur de la diaphyse, séquestres identiques, dans leur aspect et dans leur genèse, à ceux de l'ostéomyélite spontanée.

Et c'est alors aussi que le processus, abandonné à lui-même, a tendance à l'extension progressive; que la cavité bourgeonne de plus en plus et s'accroît peu à peu par ostéite raréfiante, si l'on ne met un terme à l'infection par un nettoyage complet. On n'oubliera pas cette persistance de l'ostéite, à marche très ralentie, sans doute, mais de durée souvent indéfinie, avec formation de séquestres tardifs en des points qu'à l'origine la blessure avait épargnés, avec aggravation progressive des lésions, avec possibillité de poussées subaiguës et même aiguës. C'est l'histoire classique de l'ostéomyélite spontanée de l'enfance, c'est également celle de l'ostéomyélite traumatique.

Comme dans l'ostéomyélite spontanée, la propagation à une épiphyse peut avoir comme conséquence l'arthrite, séreuse, plastique ou suppurée, de l'articulation voisine. Et même sans cela le jeu de la jointure se trouve compromis, limité, par la déformation de l'os hyperostosé.

La formation de séquestres est, je crois, constante, ou à peu près. Légère ou importante, je l'ai observée chez tous les blessés que j'ai soignés depuis les premiers jours jusqu'à complète guérison. Chez les blessés qui, fistuleux anciens, ont été dirigés sur mon service, j'ai trouvé des séquestres dans presque tous les cas; et lorsque la cavité infectée n'en contenait pas c'est, à mon sens, parce qu'ils avaient été extraits chirurgicalement ou étaient sortis spontanément : la fistule persistait, cependant, parce qu'elle était entretenue par l'ostéite ; par cette cavité suppurante dont le chirurgien doit tenir compte, opératoirement, au moins autant que des séquestres qu'elle contient ou qu'elle contenait.

Dans les *os plats*, j'ai dit qu'au crâne l'invagination du séquestre est pratiquement négligeable. Il n'en est pas de même à l'aile iliaque et à l'omoplate, où se constituent des cavités séquestrales par ossification sous-périostée. Cela se voit habituellement sous la crête iliaque, à l'angle et au bord axillaire de l'omoplate, après perforation par un projectile de la feuille de ces os. A l'omoplate, il est fréquent qu'une cavité, avec séquestres en grelot, se creuse dans l'amas spongieux de l'épine, tunnellisée à sa base d'insertion sur les fosses sus et sous-épineuses.

Pour les *os spongieux*, en particulier pour les gros os du tarse, je n'ai rien à ajouter à ce que j'ai dit précédemment sur la carie diffuse et les séquestres en grelot. Mais je dois tout de suite insister sur l'obligation à peu près absolue de l'infection concomitante des articulations voisines, sur la nécessité de prévoir l'ankylose partielle ou totale de ces articulations et par conséquent de prévenir les attitudes vicieuses dont je parlerai dans l'étude clinique.

Cela s'applique, d'ailleurs, à toutes les fractures épiphysaires infectées, où l'articulation correspondante suppure et presque forcément subit en fin de compte une ankylose osseuse, dont il faut diriger avec grande attention l'attitude. Lorsqu'il persiste en même temps une fistule, elle n'est pas articulaire, mais elle est entretenue par la carie épiphysaire.

Étude radiographique. — Une description théorique de ces aspects n'a pas sa raison d'être. Elle se résume en deux courtes propositions :

1° L'ostéite raréfiante se manifeste par une perméabilité anormale aux rayons, d'où sur l'image positive des clartés anormales irrégulières, séparées par des travées plus foncées répondant aux points condensés.

2° Les séquestres, au contraire, sont anormalement opaques, d'où des taches foncées, reconnaissables à leurs extrémités pointues, à leurs bords souvent nets et dentelés. Ils sont moins opaques, de beaucoup, que les fragments métalliques ; mais il est à noter que certaines lamelles osseuses, séquestrées ou non, ont été comme teintes au passage du corps étranger — surtout si c'est du plomb — par une mince couche incrustée qui les rend opaques comme du métal.

Si l'on étudie, comme point initial de comparaison, l'image (fig. 48 et 49) d'une ostéomyélite ancienne, non traumatique et sans séquestres, remontant à l'enfance, on voit les inégalités de transparence que je viens de signaler et l'on se rend compte, en outre, que l'os est volumineux et bosselé, parce qu'autour de la diaphyse ancienne, marquée par un cylindre assez régulier et foncé, il y a une hyperostose sous-périostée plus claire, bosselée inégale, nettement séparée du bord de l'os ancien, comme on le voit figure 48.

Une première variété est représentée par l'ostéite raréfiante sans séquestre (que ceux-ci aient été extraits ou ne se soient jamais formés) à la suite des perforations épiphysaires sans fracture (fig. 50 et 51 ; cf. p. 54) ou de certaines perforations diaphysaires sans fracture restant appréciable, soit qu'il y ait eu aussi des fissures longitudinales, soit fracture transversale sans déplacement (fig. 53 et 54). On se rend compte sur ces images de la grande étendue des cavités de l'épiphyse ou vers la diaphyse. Il n'y a pas de prolifération périostique appréciable. Sur les figures 55 à 60 on voit au

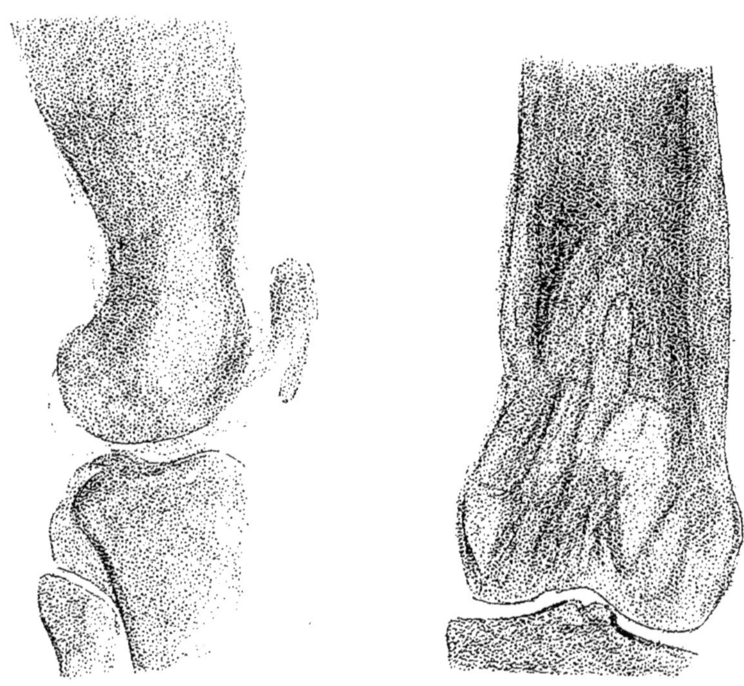

Fig. 48.   Fig. 49.

Fig. 48 et 49. — Aspect radiographique d'une hyperostose fistuleuse, à fistule intermittente, chez un adulte incorporé malgré une ostéomyélite prolongée remontant à l'enfance. Pas de séquestres. On voit nettement les taches inégales de raréfaction et la limite entre l'ancienne diaphyse et l'os nouveau sous-périosté. Noter le renflement en massue de la région condylienne et sous-condylienne, habituel dans ces cas et cause principale de la raideur du genou en extension. Comparer à l'ostéite traumatique sans séquestre (et sans hyperostose) des fig. 50 et 51. Différence d'aspect lorsqu'il y a de petits séquestres dans la cavité (fig 52 et 53).

contraire et le déplacement des fragments, et le cal sous-périosté plus ou moins volumineux.

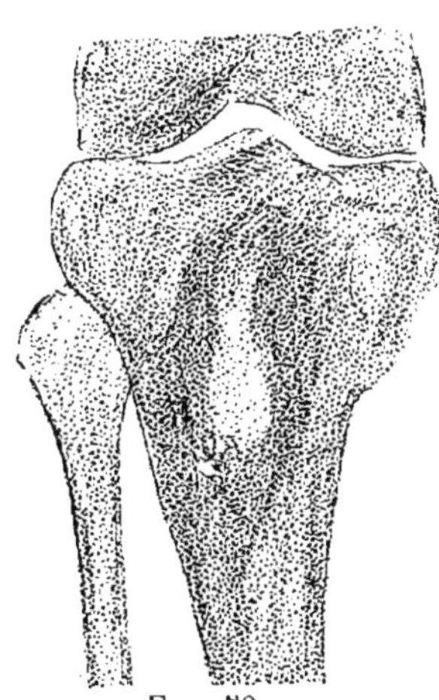

Fig. 50.

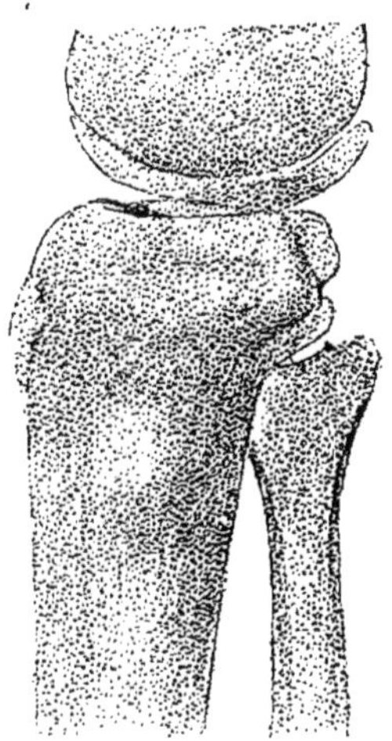

Fig. 51.

Fig. 50 et 51. — Homme, 29 ans, balle de shrapnell le 18 septembre 1914. Radiographie le 18 mars 1916, après un évidement fait le 20 janvier 1916. Cicatrisé fin avril.

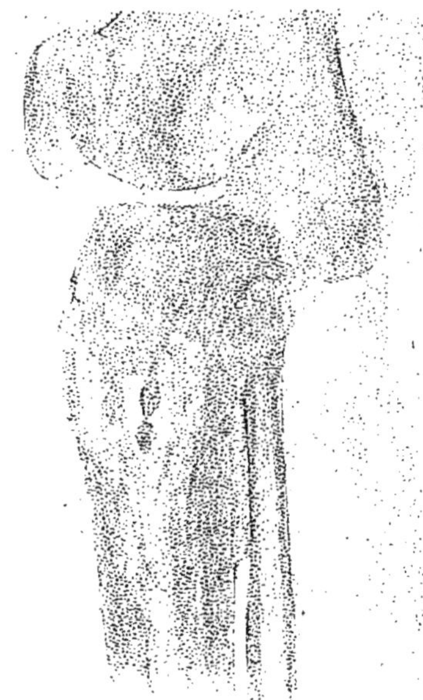

Fig. 52.

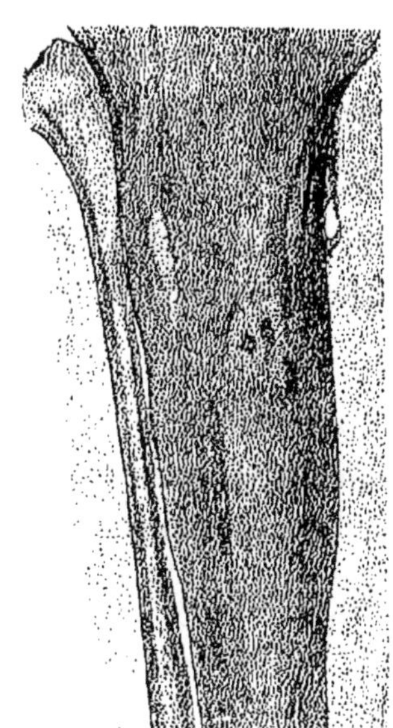

Fig. 53.

Fig. 52. — Homme, 27 ans, balle le 17 décembre 1914. Radio le 27 janvier 1916. Évidement le 1er février. Encore fistuleux en septembre.

Fig. 53. — Balle le 18 novembre 1914. Radio le 25 février 1916. Évidement le 28 février. Cavité fort étendue en bas, guéri 30 mai.

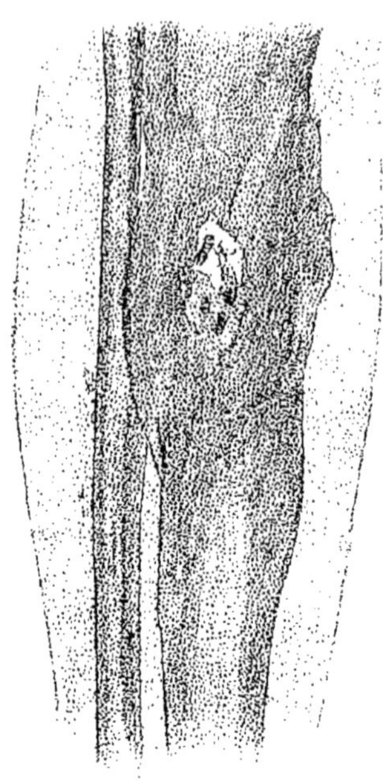

Fig. 54.

Fig. 54. — Homme, 24 ans, balle de shrapnell le 22 août 1914. Refuse, en
Allemagne, de se laisser amputer au 8ᵉ jour. Radio du 26 février 1916.
Cavité descendant très loin dans la diaphyse, et même plus bas que ne
le faisait prévoir la radiographie. Un premier évidement fut fait le
2 mars 1916, et 3 séquestres furent extraits. Deux fois de suite, l'extrémité inférieure de la plaie resta fistuleuse et en réopérant le 30 mai,
puis le 12 juillet, on trouva des petits pertuis fongueux descendant
plus bas, dans la diaphyse. La dernière fois, on arriva à 2 travers de
doigt au-dessus de la malléole. La guérison fut obtenue le 25 août
1916, avec cicatrice mince et adhérente à la gouttière osseuse.

Les aspects représentés sur ces figures (et voyez les deux
précédentes) sont ceux de cavités contenant des séquestres,
reconnaissables à leur couleur noire mais moins noire que
ceux des éclats métalliques (fig. 56, deux petits éclats incrustés dans le bas du tibia). Sur la figure 54, on voit des séquestres contenus dans une cavité diaphysaire, après fracture sans
déplacement. Dans les figures 56 à 58, il y a déplacement et
participation du cal sous-périosté à la formation de la cavité
séquestrale. Les figures 55 à 58 sont en outre des exemples
de fracture des deux os, avec synostose péronéotibiale, tandis
que dans la figure 54 l'intégrité du péroné a mis obstacle au
déplacement du tibia.

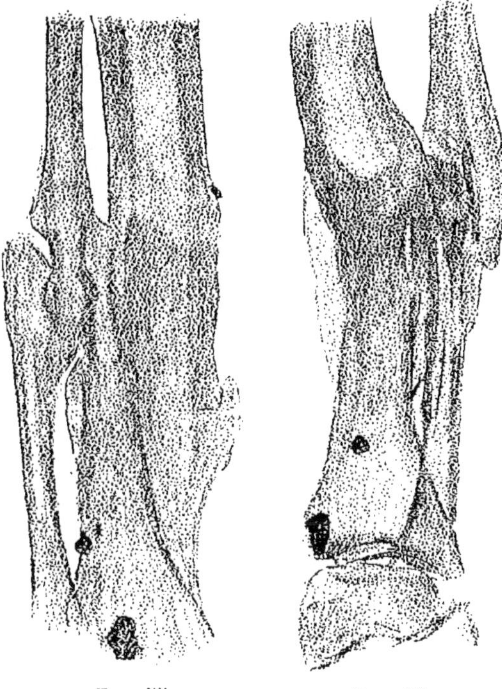

FIG. 55.   FIG. 56.

FIG. 55 et 56. — Homme, 33 ans; éclat le 1er mars 1915 ; essai de suture le 16 mars ; suppuration abondante ; plusieurs ablations de séquestres. Raccourcissement de 7 centimètres ; fistule. Radio du 25 mars 1916. Le 12 avril, évidement (ostéite sans séquestres) et ablation du cal. Encore en traitement en septembre.

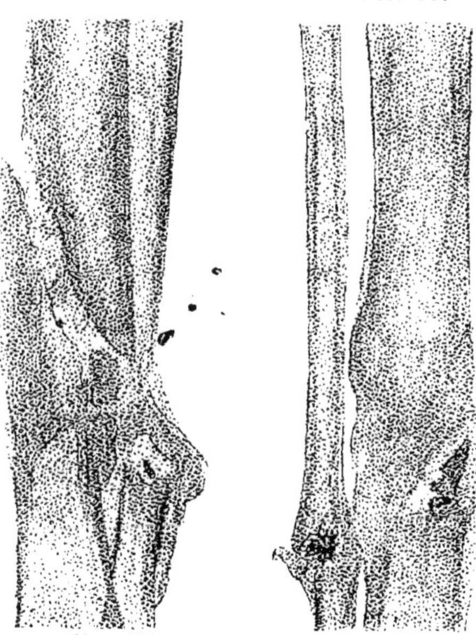

FIG. 57.   FIG. 58.

FIG. 57 et 58. — Homme, 21 ans, balle le 27 septembre 1915. Un curettage le 18 mars 1916. Radio du 23 mars. Cavités du tibia et du péroné contenant des séquestres. Evidement le 5 avril 1916 ; guéri le 13 juin.

BROCA.

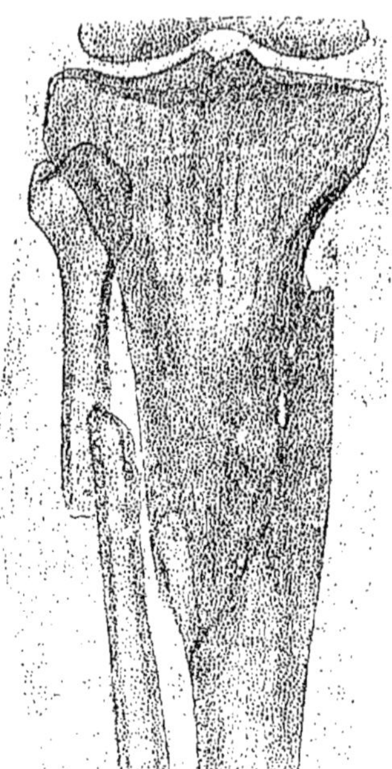

Fig. 59.

Fig. 59. — Homme, 30 ans, balle (en Serbie) le 25 novembre 1914. Radio du 26 février 1916. Cavité fongueuse, sans séquestre. Evidé le 2 mars ; guéri le 30 mai. La fistule s'est rouverte, suppurant peu, du 31 juillet au 19 août. La marche est gênée par une laxité ligamentaire ayant par conséquence un genu recurvatum assez accentué dans la station debout.

Fig. 60. — Homme, 31 ans, éclat d'obus le 1er mars 1915. Ablation d'esquilles le 23 avril 1915. Séquestres dans le cal interfragmentaire. Radio du 24 mars 1916. Evidement le 2 avril ; abrasion du fragment supérieur qui surplombe en dehors et en arrière ; ostéite raréfiante du fragment inférieur. Cicatrisé en juillet.

La figure 60 représente un type de fracture à grand déplacement, avec chevauchement, où le cal est exclusivement périostique, sans contact terminal des bouts diaphysaires et où le séquestre est inclus dans le cal périostique intermédiaire. Il est à remarquer que l'ostéite raréfiante du bout inférieur ne gagnait pas l'épiphyse et que la cicatrisation a été relativement rapide, tandis que l'insécurité et la lenteur de la guérison sont grandes lorsque la masse spongieuse est atteinte (fig. 46, 59, 61 par exemple).

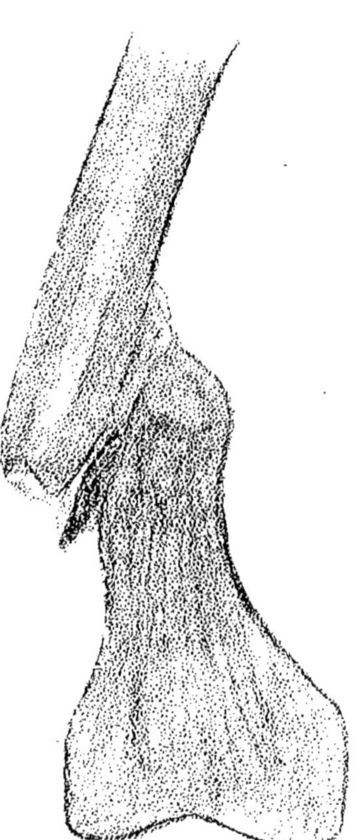

Fig. 60.

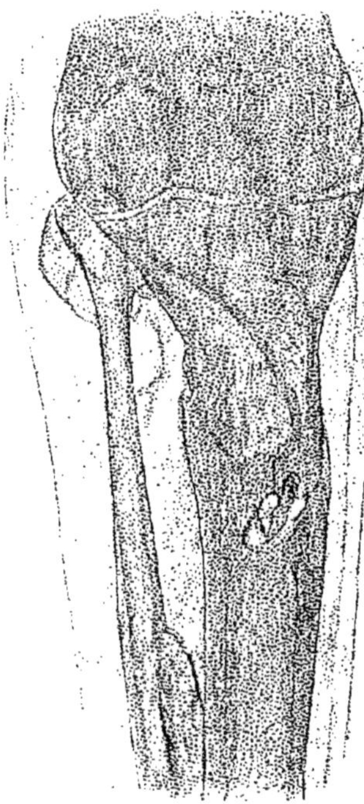

Fig. 61.

Séquestres dans des cavités diaphysaires.

Fig. 61. — Homme, 30 ans, balle de fusil le 20 septembre 1914. Cavité persistant et contenant un séquestre malgré 3 opérations (en Allemagne). Ostéite raréfiante de l'épiphyse. Radio du 25 février 1916. Evidement le 3 mars. Encore fistuleux en septembre.

Fig. 62 et 63. — Homme, 33 ans, balle le 11 octobre 1914. Plusieurs curettages. Radio du 30 mars 1916. Cavité contenant 6 séquestres volumineux. Evidement le 7 avril ; cicatrisé à la fin d'avril ; le 5 mai, issue d'un séquestre, puis cicatrisation le 26 juin.

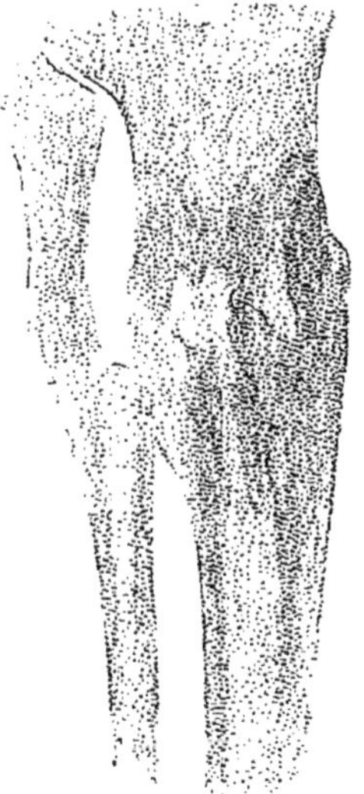

Fig. 62.

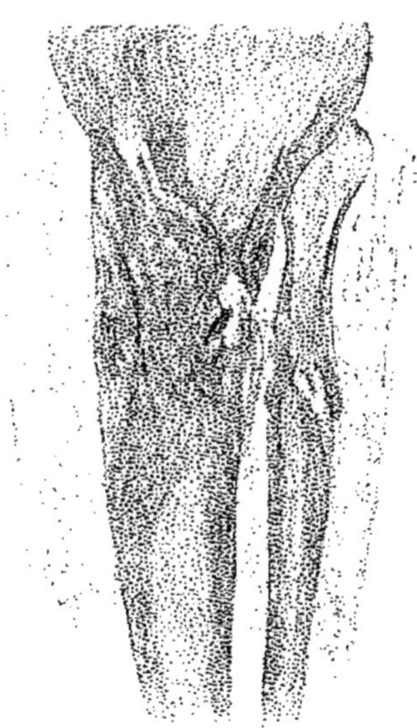

Fig. 63.

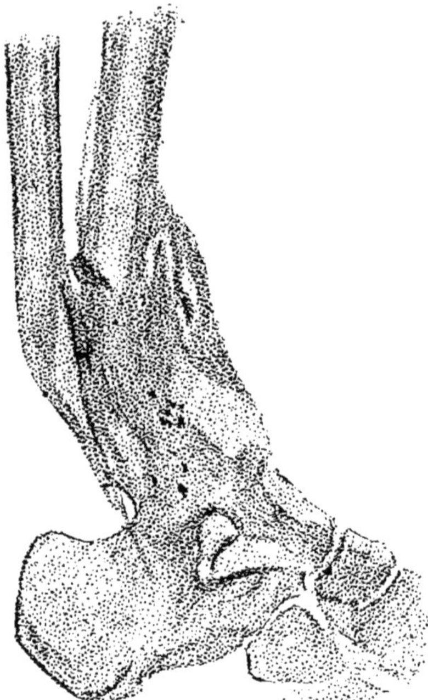

Fig. 64.

Fig. 64. — Homme, 33 ans, shrapnel le 18 janvier 1915. Radio le 23 mars 1916. Evidement le 8 avril et redressement des orteils raidis en griffe. Proposé pour réforme avec fistule superficielle le 21 juillet. Notez sur cette figure : 1° le séquestre en avant ; 2° les parcelles de plomb égaillées sur le bas du tibia ; 3° l'obliquité du fragment inférieur en bas et en avant, d'où décalage qui oblige à la flexion du genou si la plante est à plat (voy. chap. IV).

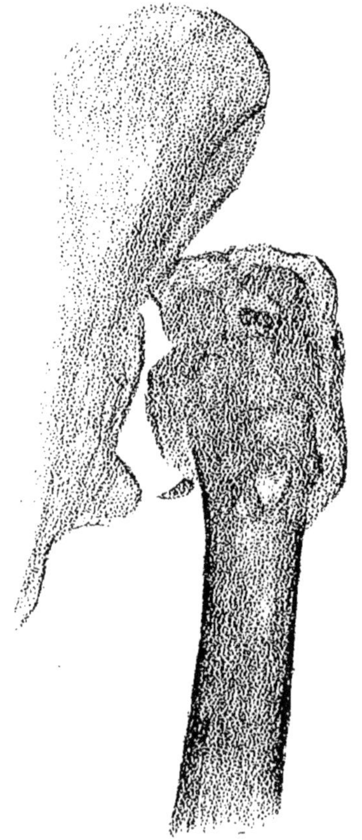

Fig. 65.

Fig. 65. — Homme, 36 ans, balle de fusil le 26 novembre 1914 ; radio le 29 janvier 1916 ; évidement et ablation d'un séquestre le 15 février 1916 ; cicatrisé le 22 mars. Noter la rapidité de cicatrisation, ce qui est en rapport avec un séquestre, bien visible sur la radio, inclus dans une cavité à paroi compacte. Noter aussi la luxation après disparition de la tête fémorale.

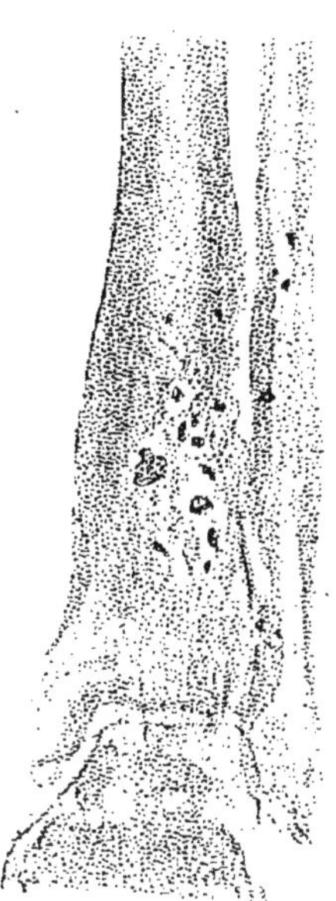

Fig. 66.

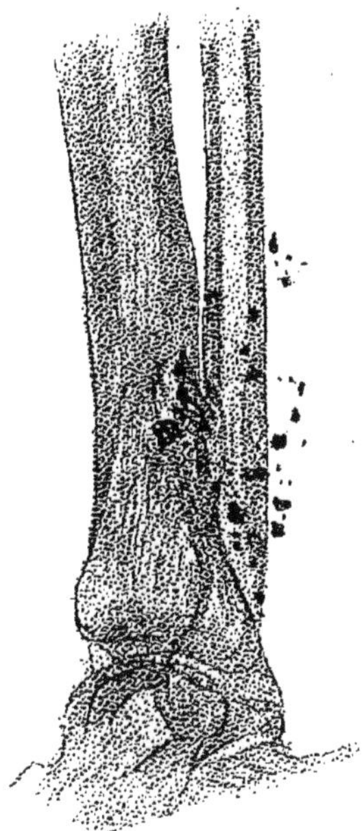

Fig. 67.

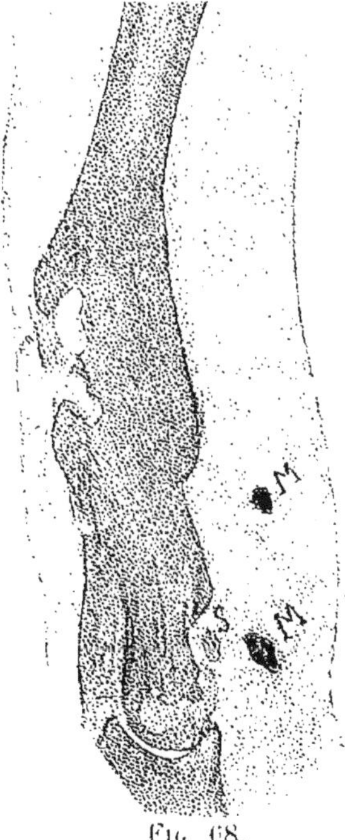

Fig. 68.

Séquestres et corps métalliques (balle éclatée, fig. 66 et 67 ; petits éclats d'obus, fig. 68).

Fig. 66 et 67. — Homme, 26 ans, balle de fusil le 28 janvier 1915. Radio du 6 avril 1916. Cavité tibiale postérieure, contenant deux séquestres non invaginés. Parcelles de plomb par balle éclatée. Evidé le 10 avril. Evacué presque cicatrisé le 20 mai sur un hôpital pour petits blessés indigènes.

Fig. 68. — Homme, 36 ans, éclat d'obus le 7 août 1915. Cavité persistant malgré une ablation de séquestres le 18 janvier 1916. Radio du 9 mars 1916. Evidement et ablation des projectiles le 24 mars. Cicatrisé le 11 avril. Coude raidi avec 15 à 20° de flexion et d'extension autour de l'angle droit.

(S, séquestres ; M, éclats métalliques.)

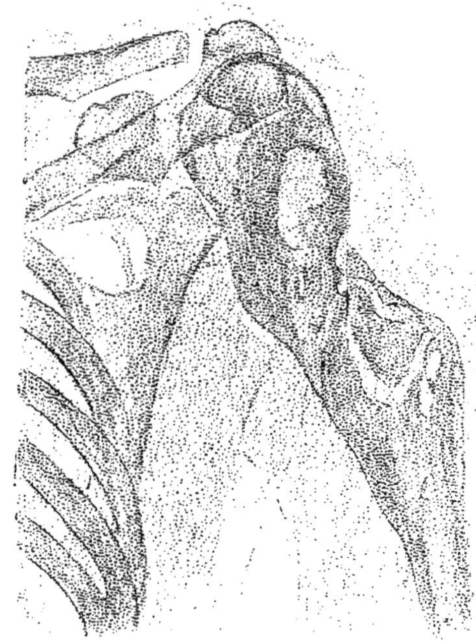

Fig. 69.

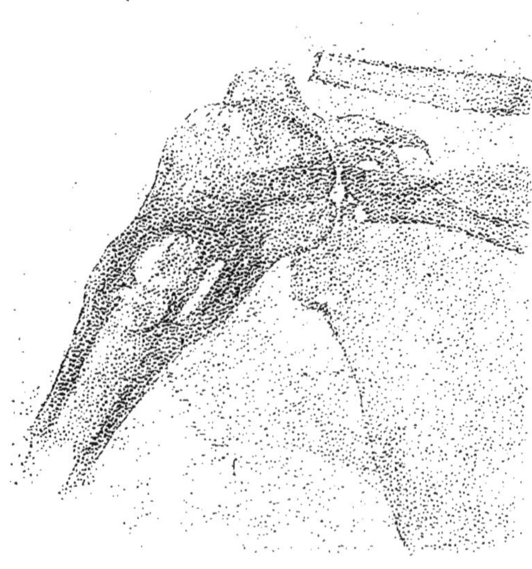

Fig. 70.

Lésions humérales supérieures sans atteinte de l'épaule.

Fig. 69. — Homme, 33 ans, balle le 5 mars 1915. Radio le 1er avril 1916. Évidement le 12 avril (5 séquestres). Cicatrisé le 21 mai.

Le 1er septembre une petite fistule s'est rouverte chez ce blessé. L'articulation est libre pour les mouvements passifs, mais les mouvements actifs sont nuls en raison de l'atrophie du deltoïde (section probable du circonflexe).

Fig. 70. — Homme de 22 ans, blessé d'une balle de fusil le 20 mars 1915. Cavité fongueuse persistant cinq mois après une ablation de séquestres le 15 septembre 1915. Nettoyage le 28 février 1916 d'une cavité fongueuse où il y avait un fil de soie (origine ?) J'ai cru pouvoir en rester là, mais la fistule a persisté, et j'ai dû, le 9 septembre, abattre la paroi antérieure de la cavité.

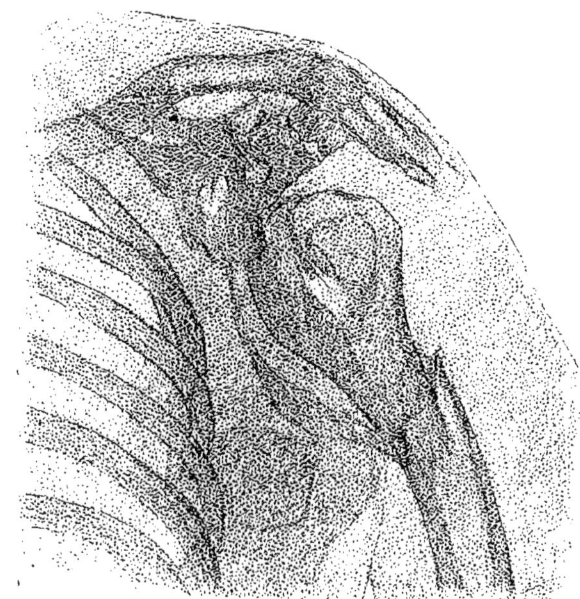

Fig. 71.

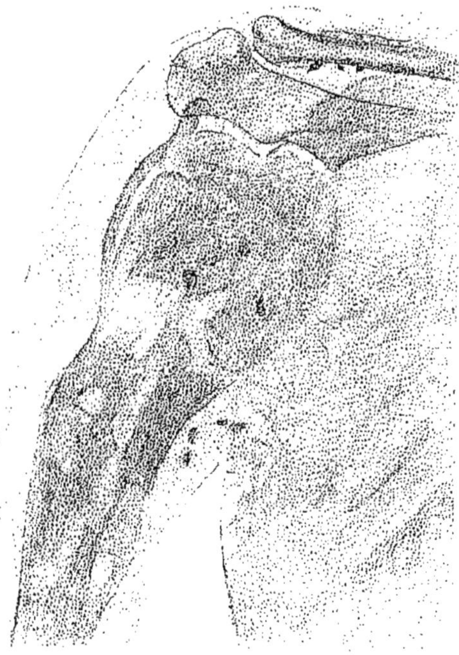

Fig. 72.

Fig. 71. — Homme, 36 ans, balle le 13 janvier 1915; fracture de l'humérus; cavité d'ostéite à la base de la cavité glénoïde. Radio du 26 mars 1916. Évidé le 1er avril, cicatrisé le 1er août 1916, après persistance pendant environ un mois d'une fistule rétroscapulaire.

Fig. 72. — Homme, 33 ans, balle le 25 mars 1915; a subi trois évidements. Radio du 15 avril 1916. Cavité d'ostéite raréfiante, sans séquestres. Évidement le 29 avril.

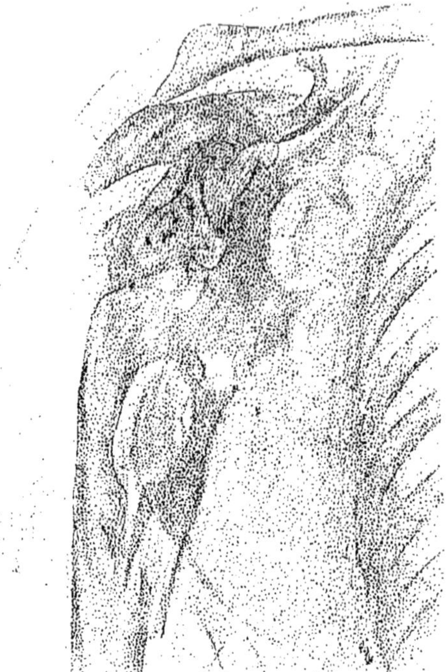

Fig. 73.

Lésions de l'humérus et de l'omoplate, avec ankylose osseuse (Voy. aussi p. 75).

Fig. 73. — Homme, 40 ans, balle le 12 janvier 1915; six opérations; ankylose fistuleuse; radio du 18 avril 1916. Cet homme, qui a dû être évacué par mesure disciplinaire avant d'être opéré était un exemple typique de raideurs du coude et des doigts par port intempestif d'une écharpe et l'assouplissement spontané avait été très net en quelques jours. L'homme n'y mettait d'ailleurs aucune bonne volonté.

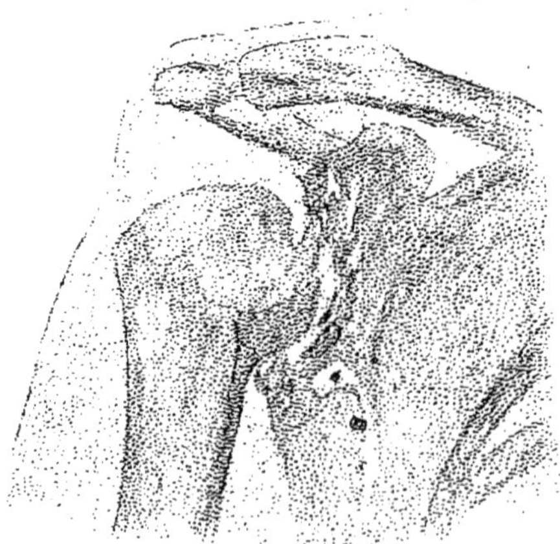

Fig. 74.

Fig. 74. — Homme, 24 ans, balle le 6 décembre 1914. Ablation de séquestres le 25 février 1915. Radio du 20 mars 1916. Ostéite raréfiante, sans séquestres. Evidé le 27 mars. A dû être évacué par mesure disciplinaire le 13 mai, encore en traitement mais paraissant en bonne voie de cicatrisation.

b. **Étude clinique.** — Les deux signes physiques dominants sont l'*hyperostose et la fistule*.

L'*hyperostose* est de dimensions très variables. En général volumineuse, elle est quelquefois énorme, surtout lorsque la consolidation est vicieuse, par juxtaposition des fragments qui chevauchent ou par inclinaison en crosse.

Lorsqu'elle occupe le corps de la diaphyse, elle est fusiforme. Lorsqu'elle se rapproche d'une épiphyse, elle est demi-fusiforme, renflée en massue à une extrémité et s'effilant vers l'autre épiphyse sur une longueur plus ou moins grande de la diaphyse. L'hyperostose totale, bi-polaire, allant d'une articulation à l'autre, ne s'observe que dans les éclatements à peu près complets de la diaphyse ; ils sont rares, ces cas étant d'ordinaire justiciables de l'amputation primitive ou secondaire.

A l'inspection, on voit cette augmentation de volume et sa forme, sans toujours l'apprécier exactement, il est vrai, si l'on n'est averti qu'en examinant de plus près ce membre devenu irrégulièrement cylindrique, où les saillies et méplats habituels ont disparu, on va constater que les masses musculaires ont subi une atrophie considérable.

A la palpation, en effet, on sent que sous la peau, on arrive directement sur l'os bosselé, inégal, présentant quelquefois des points saillants, celles des fragments mal réduits, qui la plupart du temps, toutefois, sont émoussées, enrobées dans le cal périostique. La masse, dans son ensemble, est de dureté osseuse ; la peau est plus chaude que celle du côté opposé ; épaissie, infiltrée, se plissant mal, elle présente même quelquefois un œdème chronique dur, demi-phlegmoneux, une tension inflammatoire persistante.

Siège de quelques douleurs spontanées, intermittentes, souvent nulles ou à peu près, l'hyperostose est tantôt franchement indolente à la pression localisée, tantôt par places douloureuse ou tout au moins sensible sous le doigt qui appuie.

Cette hyperostose communique avec l'extérieur par une ou plusieurs *fistules* qui siègent soit au niveau des plaies initiales d'entrée ou de sortie, soit sur une ou plusieurs des incisions

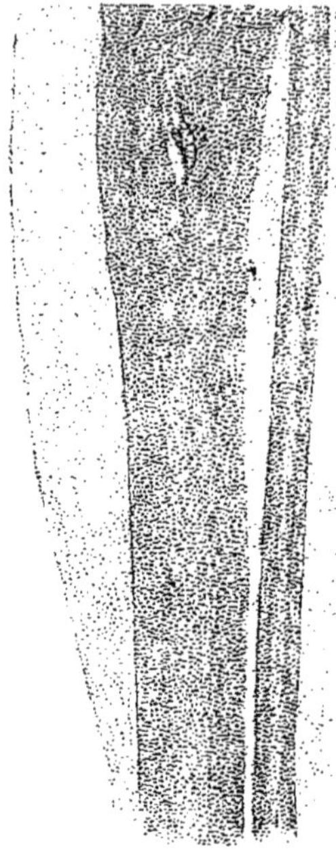

FIG. 75.

Cavités sans séquestres ouvertes au dehors par une fistule au premier abord insignifiante ; orifice osseux quelquefois ouvert par un curettage insuffisant. Stylet pénétrant dans une vaste cavité.

FIG. 75. — Homme, 33 ans, balle de shrapnell le 25 septembre 1914. Radio le 18 février 1916 ; fistule persistante après ouverture d'une gouttière insuffisante (4 curettages d'octobre 1914 à avril 1916). Evidé le 21 février, puis le 5 septembre.

FIG. 76. — Homme, 30 ans, balle le 25 septembre 1914. Ablation de séquestres le 12 décembre 1914. Radio 20 janvier 1916. Cavité d'ostéite diaphysaire sans séquestres ; évidement le 24 janvier, guéri le 30 avril.

FIG. 77. — Homme, 23 ans, éclat d'obus le 1er novembre 1914. Radio du 11 mai 1916. Grande cavité à orifice petit ; pas de séquestre ; ostéite raréfiante de l'épiphyse. Evidé le 30 mai. Encore fistuleux en septembre.

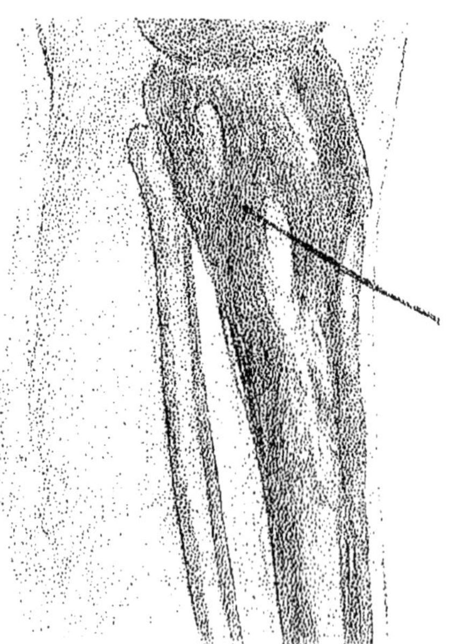

FIG. 76.

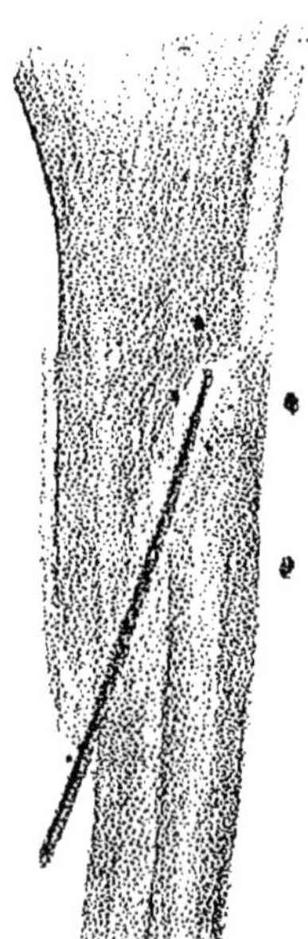

FIG. 77.

nécessitées par le débridement en cas de complications phlegmoneuses précoces, soit enfin à la place où il a fallu inciser un de ces abcès plus ou moins tardifs dont je parlerai plus loin. Je mets à part, bien entendu, les cavités chirurgicalement ouvertes après constitution du foyer d'ostéomyélite et qui peuvent pendant longtemps rester largement béantes.

Les fistules ainsi constituées sont presque toujours étroites. Elles siègent en un point d'une cicatrice habituellement assouplie à ses deux extrémités, devenant épaisse, dure, brunâtre, déprimée en entonnoir vers l'orifice fistuleux qui s'enfonce vers l'os, auquel il adhère, à travers une masse cicatricielle profonde où sont noyés les muscles et tendons de la région. Il est assez rare que l'orifice conduise presque directement sur l'os, sans qu'il y ait à vrai dire un trajet fistuleux traversant les parties molles : cela s'observe dans les points où l'os est sous-cutané ou à peu près, au niveau des épiphyses, sur la surface interne du tibia, sur la face postérieure du cubitus, etc.

La suppuration qui sort par ce petit orifice est tantôt assez séreuse, tantôt assez épaisse ; tantôt abondante et tantôt presque nulle. Quelquefois, on ne voit sur un point de la cicatrice qu'une croûtelle brunâtre, assez adhérente, qu'on attribuerait volontiers, au premier coup d'œil, à une simple excoriation superficielle, si fréquente en effet dans ces conditions : mais qu'avec le bout du stylet on arrache la croûte, et on pénétrera dans un trajet fistuleux.

Autour de l'orifice, même lorsqu'il suppure fort peu, la peau est quelquefois le siège d'éruptions eczémateuses, rouges, croûteuses, suintantes, prurigineuses, capables d'acquérir une grande étendue, d'entourer même le membre presque entier. Cet eczéma peut continuer, assez rebelle, après cicatrisation complète et faire croire, par son suintement, à la persistance de la fistule : sur quelques blessés qu'on a dirigés sur mon service comme fistuleux, j'ai constaté cette erreur de diagnostic.

Ordinairement, le trajet est assez rectiligne pour que le stylet s'y engage sans peine et arrive près de l'os, presque toujours même au contact de l'os dénudé. On aura alors, selon les cas, la sensation d'une surface dénudée contre laquelle on butte ; ou d'un tunnel dans lequel on s'engage en raclant une paroi rugueuse ; ou celle d'un tissu spongieux, carié, dans

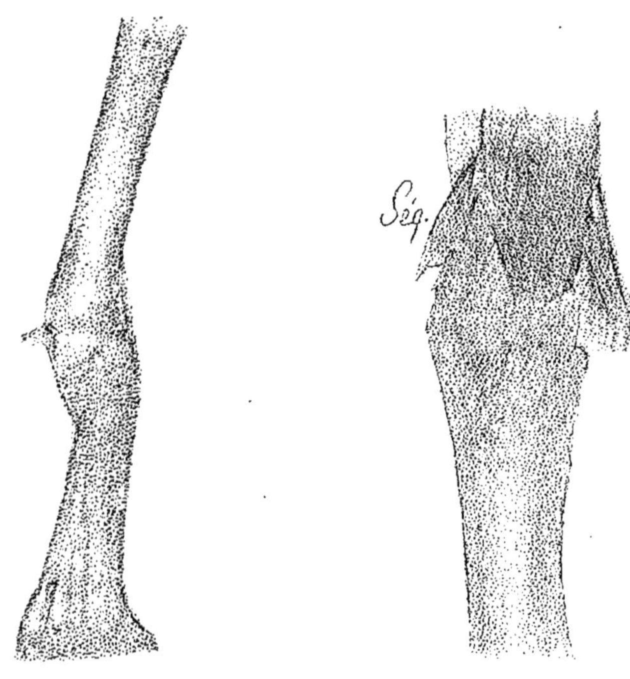

Fig. 78. Fig. 79.

Séquestres engagés hors de la cavité.

Fig. 78. — Homme, 30 ans, éclat d'obus le 6 mai 1915. N'a jamais été opéré. Radio du 9 avril 1916. Séquestre dont l'issue spontanée (12 avril) a été suivie de guérison rapide.

Fig. 79. — Homme, 23 ans, balle le 22 août 1914. Radio du 18 avril 1916. Volumineux séquestre extrait le 5 mai. Cicatrisé le 1er septembre.

lequel on effondre des trabécules osseuses avec une sensation spéciale de crépitation fine [1] ; ou celle, enfin, d'une nécrose.

1. On a souvent le tort de confondre cette crépitation avec la crépitation « parcheminée ». Celle-ci est en effet la sensation spéciale que l'on obtient, en particulier dans les kystes osseux, lorsque l'on appuie sur une paroi osseuse très mince, qui se laisse déprimer sans se fracturer puis revient sur elle-même, comme fait une feuille de parchemin ou, mieux encore, une boule creuse de celluloïd.

L'os nécrosé sonne clair et sec sous le choc répété du stylet. Quant à déterminer ainsi s'il est séquestré, la chose n'est pas toujours facile. Cependant, quand on a l'oreille et la main bien exercés, on se rend compte que le tintement du séquestre a quelque chose d'assez spécial, un timbre comme métallique ; et d'autre part on a la sensation que l'objet touché bouge un peu au bout du stylet, se laisse repousser en un petit va-et-vient. Mais on n'a la certitude de la mobilité que dans le cas rare où, en introduisant deux stylets à la fois par deux orifices différents et en les conduisant au contact de l'os nécrosé, on transmet à l'un les mouvements de l'autre, par l'intermédiaire du séquestre.

Quand il y a plusieurs fistules, il est de règle que, quels que soient leur longueur et leur siège, elles convergent vers la même région de l'os, vers une seule cavité à paroi percée de plusieurs trous ; et souvent, surtout si les séquestres ont déjà été extraits ou éliminés, on sent les stylets se toucher par le bout.

Il est rare que l'on puisse, par l'introduction du stylet, marquer avec quelque précision la forme, la direction, les dimensions de la cavité osseuse : on n'y réussit guère que pour les fistules, dont j'ai parlé plus haut, qui conduisent presque directement sur un os superficiel.

Par la fistule sortent spontanément de temps à autre dans bien des cas, dans la plupart peut-être, des séquestres entraînés par la suppuration, parfois alors accrue et accompagnée d'une poussée inflammatoire pendant les quelques jours précédents. J'insiste sur ce point, que cette issue de séquestres est un fait normal et habituel dans l'histoire de l'ostéomyélite prolongée, spontanée ou traumatique : tous les chirurgiens le savent depuis des siècles, mais il est bon de le rappeler aujourd'hui à l'occasion de certaines assertions relatives à des procédés thérapeutiques sur lesquels je m'expliquerai plus loin. Et il est bon aussi de dire tout de suite que cette issue de séquestres n'est presque jamais suivie d'une guérison durable. La règle est qu'elle soit suivie d'une amélioration locale, d'une diminution de la suppuration ; mais si quelquefois la fistule se réduit ensuite à presque rien, à rien même, il est pour ainsi dire constant qu'une poussée inflammatoire nouvelle ait bientôt pour résultat sa réouverture.

Seuls les séquestres de petites dimensions, étroits et pointus peuvent sortir ainsi, en s'engageant d'abord dans le trou de la paroi osseuse, puis dans le trajet des parties molles. Il suffit d'avoir quelques notions d'anatomie pathologique pour comprendre les conditions mécaniques nécessaires à cette issue (fig. 78 et 79).

Les *parties sous-jacentes du membre* — au membre inférieur surtout — sont pendant longtemps le siège de gonflements œdémateux, de gêne circulatoire avec coloration violacée diffuse de la peau, avec dilatations du réseau veineux, d'atrophie musculaire.

Les *articulations voisines* sont plus ou moins gênées dans leur fonctionnement, dans deux conditions différentes :

1° Celles qui sont au contact direct d'une épiphyse enflammée sont : soit atteintes par la propagation de l'inflammation. d'où arthrite, suppurée ou non, ayant pour résultat l'ankylose fibreuse ou osseuse, en bonne ou en mauvaise position; soit gênées mécaniquement dans leur jeu par le volume même et les irrégularités de l'hyperostose.

2° Les articulations éloignées sont souvent raidies — et trop souvent en mauvaise position — en conséquence de rétractions musculaires progressives, d'attitudes vicieuses que l'on n'a pas corrigées à temps, d'immobilisation insuffisante ou au contraire trop prolongée et mal comprise. C'est surtout le cas pour les doigts, pour le pied.

Ces raideurs et ankyloses, ces atrophies, rétractions et adhérences musculo-tendineuses sont celles dont il sera question avec plus de détails dans la deuxième partie de ce volume. Elles sont, avec le raccourcissement habituel du membre fracturé, la cause principale des troubles fonctionnels. A elle seule, l'hyperostose fistuleuse est en moyenne peu douloureuse et gêne modérément, sauf pendant les reprises d'activité inflammatoire auxquelles elle est sujette.

A ces moments également sont notées des poussées fébriles.

Mais en général la température et l'état général sont bons,
ou à peu près. Je dis à peu près, car si on y regarde attentivement, on note un teint en moyenne plutôt pâle, on trouve
le soir d'assez fréquentes élévations thermiques de quelques
dixièmes de degré : on ne saurait prononcer le nom de septicémie chronique, mais c'est l'état habituel des sujets porteurs
de suppurations qui s'éternisent.

Marche. Durée. Terminaisons. — Presque sans exception,
la fistule se constitue sans période de cicatrisation intermédiaire. On arrête le phlegmon, l'ostéomyélite se circonscrit
et il persiste un trajet suppurant, qui persistera jusqu'au jour
où sera pratiquée l'opération convenable.

Lorsque la fracture a été largement béante et suppurée, la
cicatrisation complète — mais temporaire — est fort rare.
Les fistulisations secondaires ne s'observent guère que pour
les fractures par séton qui, au premier abord, semblent ne pas
devoir suppurer, mais dans lequelles, surtout s'il reste un
corps étranger même petit, survient un réchauffement plus
ou moins tardif : c'est d'ailleurs ce que l'on observe parfois
pour les parties molles au niveau de sétons où sont restés
quelques débris de vêtements ; et plus encore pour les plaies
où un corps étranger métallique se complique d'un phlegmon
quelquefois grave après une période plus ou moins longue où
il avait paru s'enkyster définitivement.

En même temps que la plaie, par rétrécissement progressif,
arrive à l'état de fistule, l'hyperostose se constitue, atteignant
en 3 à 4 mois, tandis que la fracture se consolide, son volume à peu près définitif, avec tendance, il est vrai, à une
augmentation légère et très lente.

L'aspect est, à partir de ce moment, celui que j'ai pris pour
type à la période d'état ; et sur ce fond d'irritation chronique
se greffent, à intervalles variés, des épisodes aigus ou sub-
aigus. Sur la peau, autour de la fistule, éclatent de temps à
autres des lymphangites aiguës et même des érysipèles. Autour
de l'os et dans l'os ont lieu des poussées inflammatoires et
douloureuses, aboutissant soit à une infiltration phlegmoneuse
susceptible de résorption, soit à un véritable abcès, quelque-

fois volumineux, énorme même, contenant un pus abondant et à odeur infecte, s'accompagnant de fièvre vive et d'état général mauvais. Quelquefois l'abcès se collecte sans grande douleur, presque sans fièvre ; une induration mal limitée, recouverte d'une peau à rougeur diffuse et légère, entoure tout ou partie de l'hyperostose, et en un point on sent, au bout de quelques jours, une zone dépressible et fluctuante, une bosselure qui abandonnée à elle-même va s'ulcérer, puis se fistuliser, en donnant issue à du pus en grande ou en petite quantité ; et parfois le bistouri n'y trouve que des fongosités violacées, avec à peine de liquide séro-purulent ou glaireux. Cet abcès conduit soit à une perforation de la coque osseuse, soit à une surface simplement dénudée, rendue poreuse par ostéite raréfiante.

Car autour de la cavité infectée, l'ostéite raréfiante continue sa marche envahissante. Abandonnée à elle-même, on doit savoir que non seulement elle est incurable, mais que même elle est vouée à l'aggravation progressive. Si au contraire on opère bien et en temps voulu, la guérison est habituelle ; lente, il est vrai, acquise au prix de soins prolongés et minutieux, d'opérations répétées. Et il faut répéter à satiété que l'on ne doit guère tenir compte, en pratique, des guérisons spontanées après issue d'un séquestre diaphysaire superficiel, non invaginé.

Après guérison opératoire, il ne faudrait pas croire que le blessé n'est plus exposé à aucun ennui. Dans les cas les plus favorables, les inconvénients d'une cicatrice étendue et largement adhérente à l'os sont réels. Surtout sur les os superficiels, cette cicatrice est mince, mal épidermisée, sujette à des réulcérations fréquentes, plus ou moins étendues. En outre, même après plusieurs mois, plusieurs années, de petits foyers restés dans la profondeur de l'os peuvent se rallumer, d'où nouvel abcès et nouvelle fistule, le plus souvent il est vrai en un foyer de petites dimensions. C'est l'histoire classique de l'ostéomyélite spontanée de l'enfance et de ses fistules, de ses réveils s'échelonnant parfois pendant toute la vie du sujet, surtout lorsque le fémur est atteint, à son épiphyse inférieure principalement. Notre thérapeutique est donc d'une efficacité réelle, mais non absolue et souvent si l'on veut attendre la cure *définitive,* au sens réel et scientifique du mot, on risque de ne pouvoir jamais affirmer qu'elle est obtenue. Pour une ostéomyélite diffuse, spontanée ou traumatique, le chirurgien peut penser que le processus est arrêté jusqu'à nouvel ordre ; il ne doit jamais affirmer qu'il est radicalement éteint.

De ce point de vue, les ostéites consécutives aux fractures compliquées que nous observions en pratique civile, nous paraissaient en moyenne plus bénignes que les ostéomyélites spontanées de l'enfance. Depuis l'avènement de l'antisepsie, nous ne voyons que rarement la diffusion aiguë de l'infection, à grande distance, dans les fragments diaphysaires ; nous ne voyons plus ces grands séquestres, mais seulement de petits séquestres locaux, dans un cal éburné qui se cicatrise vite après leur extraction. En chirurgie de guerre nous avons revu ces accidents graves avec une fréquence qui nous a surpris ; et nous avons repris contact, nos cadets ont fait connaissance, avec ces séquelles interminables de l'ostéomyélite traumatique diffuse, associée aux phlegmons diffus, plus ou moins gangre-neux et gazeux, des parties molles voisines.

Cela tient à des facteurs multiples, dont quelques-uns sont inévitables : par exemple l'étendue et la gravité du fracas osseux et de l'attrition des parties molles ; l'intensité obligatoire de l'infection initiale dans ces plaies exposées à la contamination par des projectiles et des débris de vêtement d'une saleté extrême ; l'impossibilité d'assurer à ces blessés, sur la ligne de feu, aux jours de vraie bataille, l'assistance immédiate dont ils auraient besoin. Mais cela tient aussi, il faut bien le reconnaître, à un défaut d'organisation initiale, à l'absence fréquente d'un chirurgien de métier au point où, après la relève et le pansement forcément sommaire du poste de secours, le blessé devrait pour la première fois être réellement examiné et traité.

Traitement.

Le traitement des fistules osseuses consécutives aux plaies

de guerre a trop souvent été confié à des médecins qui, peu au courant de la pathologie chirurgicale et de ses conséquences opératoires, ont laissé la lésion s'éterniser et s'aggraver. J'ai vu de trop nombreux fistuleux qui, évacués après consolidation d'une fracture bien traitée au début, sont restés pendant des mois, quelquefois pendant un an et plus sans qu'on ait songé à les opérer de nouveau. A certains on n'avait rien fait ; à d'autres on avait prescrit des traitements hydrominéraux ou physiothérapiques, ce qui est la même chose, ou souvent pis.

Dans beaucoup de formations dites « pour petits blessés », on s'est borné à *enfoncer des mèches* dans le trajet fistuleux : petite mèches étroites et longues qui n'ont rien de commun avec le tamponnement méthodique d'une cavité largement béante, qu'on fait cicatriser du fond vers la profondeur. Le petit serpent de gaze enfoncé au stylet ne dilate à peu près que le trajet, arrive quelquefois au contact de l'os et ne pénètre jamais dans la cavité. On est radieux le jour où à la queue du petit serpent qu'on extrait pour le remplacer on trouve attaché un petit séquestre : et la fistule continue ni plus ni moins. S'il y a séquestres invaginés, c'est un moyen illusoire. Et s'il n'y a pas de séquestres, mais seulement un point limité et superficiel de dénudation osseuse, c'est un moyen nuisible : l'introduction du corps étranger entretient le trajet suppurant, comme autrefois le pois entretenait l'ulcération du cautère ou comme la tente entretenait le séton. Quand je vois arriver un fistuleux qui suppure peu, dont l'os n'est pas gros et douloureux, chez qui la radiographie ne montre pas une cavité raréfiée, je fais d'abord retirer la mèche, et je vois plus souvent qu'on ne le pense se cicatriser en quelques jours des trajets qu'on entretenait depuis des mois,

Une circulaire officielle, que j'ai publiée dans le *Bulletin de la Société de chirurgie*, le   avril 1915, a recommandé d'imbiber cette mèche avec un *sérum « polyvalent »*, obtenu par MM. Leclainche et Vallée en immunisant des chevaux « contre les microbes aérobies et anaérobies des diverses suppurations (staphylocoques, streptocoques, coli-bacilles, B. pyocyanique,

B. perfringens, v. septique, etc.) et un auteur dont j'aime mieux taire le nom, quoique M. Roux l'ait présenté à l'Académie des sciences, a affirmé que l'on avait ainsi, *sans danger*, des résultats excellents : ce sérum provoquerait très vite l'apparition de manifestations aiguës ; la suppuration paraît s'accentuer, mais en fait la fistule élimine « un abondant exsudat leucocytaire » et non du pus septique ; séquestres et corps étrangers sont mobilisés, la mèche les accroche et les extrait ou bien on les enlève facilement à la pince — d'où guérison habituelle et rapide.

Opinion bizarre *a priori* aux yeux des chirurgiens qui savent ce que c'est qu'un séquestre invaginé et une cavité d'ostéomyélite. *A posteriori*, ce qui vaut mieux, j'ai vu des sujets ainsi traités qui ont dû subir une large opération ; et surtout Mouchet nous a donné certains détails que l'auteur avait cru devoir omettre dans sa communication :

1° Les récidives chez des blessés évacués comme cicatrisés sont fréquentes ; le temps nécessaire à la réouverture de la fistule a souvent été seulement celui du voyage de Beaugency à Orléans, ce qui n'était pas long à l'époque de d'Artagnan ;

2° La lymphangite et même l'érysipèle sont survenus dans près de la moitié des cas ;

3° Très souvent la suppuration est abondante et fétide, avec sphacèle de la paroi du trajet. Ce qui se passe du côté des parties molles se passe aussi dans l'os, où les surfaces se nécrosent, où la raréfaction osseuse prend dans les épiphyses une extension plus grande que de coutume et provoque même parfois une arthrite suppurée.

4° Cela ne va pas sans une altération souvent grave de l'état général, une septicémie qui peut même être mortelle ; et certaines morts se sont accompagnées de phénomènes cliniques faisant croire à une intoxication bulbaire.

Il est dommage que les résultats n'aient pas répondu aux espérances des inventeurs et aux assertions de l'employeur, car c'eût été, comme l'a dit Delbet, « une polyvalence d'une ampleur admirable ». Et encore ai-je fait remarquer à Delbet que la liste des microbes combattus, quoique déjà longue et assez disparate, se terminait par *etc.*, de même que les païens, pour être en règle avec toutes les divinités, élevaient des autels « aux Dieux inconnus ». Mais ces vices semblent être surtout ceux de la circulaire envoyée par des plumitifs incompétents (quoique peut-être médecins), car le sérum Leclainche et Vallée semble d'une efficacité remarquable pour prévenir la gangrène gazeuse, ainsi que les auteurs l'ont montré bien avant la guerre. Il est dommage de compromettre ainsi les travaux de deux savants éminents.

La *physiothérapie* a eu, naturellement, quelques prétentions dans le cas qui nous occupe. Je fais abstraction, pour le moment, des manipulations, massages, manœuvres par lesquelles on a traité, souvent à tort et à travers, les atrophies musculaires, raideurs et déviations articulaires, etc., associées aux fractures compliquées. Je m'expliquerai plus loin sur les indications et aussi sur les inconvénients fréquents de cette thérapeutique, lorsqu'il persiste une fistule ou même une hyperostose suspecte de récidive inflammatoire possible. Mais dans le « tarte à la crème » qu'est devenue depuis une dizaine d'années la physiothérapie, on a voulu trouver des agents applicables à la fistule envisagée en soi et j'ai vu des fistuleux à articulations souples évacués sur des centres de physiothérapie.

C'est alors au soleil surtout qu'on a cru bon de s'adresser et l'on a paru croire que son action pouvait aboutir à l'expulsion de séquestres et à la cicatrisation définitive. A défaut de soleil, on a employé l'air chaud. Je sais que l'héliothérapie est à la mode et qu'on est mal venu à contester sa puissance universelle : j'avais cependant des doutes avant la guerre ; je les ai conservés depuis.

L'exposition au soleil, la dessiccation par l'air chaud sont des procédés excellents pour faire cicatriser certaines plaies atones, pour rendre croûteuses certaines ulcérations à sécrétion séreuse. L'héliothérapie sur une ostéo-arthrite tuberculeuse fistuleuse a pour résultat fréquent de faire tomber l'infiltration demi-phlegmoneuse des parties molles, de les assouplir, d'assécher les fistules : elle me semble avoir une action stérilisante réelle sur l'infection mixte, pyogène, qui à cette période est souvent un facteur important d'aggravation. Mais de faire sortir un séquestre, tuberculeux ou non, ou de faire combler une cavité d'ostéomyélite, elle me paraît bien incapable. Nous connaissons tous l'issue spontanée des séquestres et les conditions anatomiques de sa possibilité ; personne n'a démontré sa fréquence plus grande après héliothérapie.

Dans les traités anciens, il est classique de dire que certaines *eaux minérales* sont efficaces pour la cure des fistules osseuses ; et naturellement les prospectus modernes de ces stations continuent à contenir cette assertion. Amélie-les-Bains est le centre militaire principal de cette balnéation qui semble avoir quelque utilité pour exciter des plaies atones, mais dont l'impuissance est certaine s'il y a séquestres ou même cavité osseuse débarrassée des séquestres. Accordons que l'on peut essayer ce traitement lorsque persiste, granuleuse et difficile à épidermiser, une surface consécutive, par exemple, à un large évidement en gouttière du tibia ; et encore dois-je ajouter que dans ma pratique personnelle, en chirurgie civile comme en chirurgie de guerre, je n'en ai pas trouvé l'indication.

En réalité, tous ces moyens à côté sont à rejeter quand il y a séquestres et ostéite raréfiante en évolution. Le seul traitement à conseiller est le traitement opératoire : opération simple, suivie de guérison rapide si le séquestre est superficiel, sans cavité séquestrale ou avec cavité sans importance, et dans ce cas cela va beaucoup plus vite que les procédés non chirurgicaux par lesquels on se figure parfois que l'on a peut-être favorisé la tendance à l'expulsion spontanée ; opération laborieuse, complexe, à suites longues, si l'on a des séquestres invaginés et une grande cavité dans une grosse hyperostose, mais alors tous les autres moyens, quoiqu'on ait eu l'air d'en croire, sont impuissants.

Lorsqu'un séquestre est sorti de lui-même ou — ce qui je le répète me paraît identique — à la suite d'un de ces traitements qui permettent d'emboucher la trompette de la renommée, on peut apprécier d'après le volume de l'os, d'après l'aspect de la radiographie (mais avec les réserves que j'ai faites à ce propos) s'il a des chances d'être unique et superficiel : cas auquel la cicatrisation des parties molles s'achève en quelques jours. Mais ces éliminations de petits fragments sont presque toujours sans valeur curatrice : les gros morceaux restent inclus ; et même à supposer que tout puisse sortir, cela ne change rien aux conditions anatomopathologiques qui rendent une cavité séquestrale un peu volumineuse incurable spontanément.

Cela nous fait comprendre tout de suite que l'opération à entreprendre n'est presque jamais un *curettage*. Mot qui s'est vulgarisé de façon déplorable, faisant croire qu'il s'agit d'une petite opération facile, à la portée de tout le monde, exécutée en débridant la fistule et en faisant passer une curette à travers l'orifice osseux un peu élargi.

L'erreur fut grande, chez ceux qui en temps de paix ont préparé la chirurgie de guerre — et même chez ceux qui l'ont dirigée durant les premiers mois des hostilités — d'avoir négligé les leçons du passé, et de s'être figuré que grâce aux projectiles « humanitaires » et à l'antisepsie, les conséquences inflammatoires tardives des fractures compliquées seraient nulles, ou tout au moins peu importantes. Et les soins donnés aux fistuleux furent trop souvent insuffisants : une mèche enfoncée dans le trajet ; de temps en temps un coup de curette, donné quelquefois sans anesthésie.

Je ne suis même pas sûr que certains chirurgiens de métier, trop dédaigneux de tout ce qui ne se passe pas dans les cavités viscérales, aient toujours connu dans ses détails la pathologie et la thérapeutique chirurgicale des ostéomyélites traumatiques. Ceux-là connaissent l'invagination et ses conséquences opératoires, mais souvent ils semblent croire qu'il suffit d'enlever les séquestres, ce qui est une opinion radicalement fausse.

Oui, nous devons avant tout extraire les séquestres ; oui cela suffit si la cavité est petite et le séquestre superficiel. Mais dans la grande majorité des cas c'est tout à fait insuffisant : la cavité osseuse continue à suppurer ; il faut un acte chirurgical pour l'oblitérer.

L'extraction des séquestres invaginés, en agrandissant selon les besoins les orifices naturels de la paroi ou en abattant cette paroi sur une étendue suffisante, se comprend d'elle-même après ce que nous avons dit d'anatomie pathologique. Quant au traitement de la cavité qui les contenait, diverses méthodes sont en présence, dont il faut expliquer les principes et montrer les applications.

Sous l'influence des recherches initiales d'Ollier, on a fait, en particulier pour les ostéomyélites de l'enfance, des *résections franches, sous-périostées* : le cylindre périostique conservé devait régénérer l'os. La régénération fut plus infidèle qu'on ne l'avait pensé chez l'enfant, plus encore chez l'adulte et peu à peu on a renoncé à cette pratique.

Sédillot a eu raison contre Ollier, lorsqu'il combattait pour l'évidement contre la résection dans l'ostéomyélite prolongée. Nous ne pourrions plus, aujourd'hui, collectionner ces pièces de musée, fort intéressantes à l'époque où elles furent obtenues, où l'on voit l'ancienne diaphyse séquestrée au centre de l'os nouveau, sous-périosté, qui l'invagine. Sédillot avait raison de dire que Larghi, que Borelli eussent mieux fait d'extraire des séquestres plutôt que de pratiquer des résections sous-périostées pour nécrose centrale ; il avait raison d'affirmer l'utilité de l'évidement. Il suffit de lire le *Traité des résections* d'Ollier pour demeurer convaincu que, peu à peu, pour les lésions extra-articulaires envisagées ici, le maître lyonnais n'avait pas tardé, après quelques exagérations forcées au début d'une polémique, à entrer dans la voie où nous sommes aujourd'hui. S'il a insisté sur le rôle du périoste, il a aussi entrepris des études auxquelles nous aurons à faire de larges emprunts sur la *réparation des cavités osseuses à paroi rigide.*

Supposons un abcès quelconque des parties molles, et prenons le cas particulier où cet abcès est entretenu par un corps étranger: nous enlevons le corps étranger, et tout de suite les parties molles s'affaissent, les parois se mettent au contact et se cicatrisent. Nettoyez au contraire, aussi bien que vous voudrez, une cavité à parois rigides : elle ne guérira que si elle s'oblitère, ce qui est possible de deux manières :

Ou bien elle se comble spontanément par prolifération partie de ses parois ;

Ou bien les parties molles voisines peuvent y pénétrer.

1° *Ossification spontanée de la cavité* : « L'évidement, nous dit Sédillot, est une opération par laquelle on creuse et on excave un os pour en séparer les parties malades et n'en laisser que les couches saines, périphériques, corticales ou sous-périostées médiates. Les formes du membre ne sont nullement compromises, les attaches musculaires sont ménagées, le périoste reste intact et la reproduction osseuse a lieu sous cette membrane et à l'intérieur de l'os évidé. »

Cette reproduction, si l'os est sain, est analogue, dans ses grands traits, au processus par lequel un os fracturé se consolide, c'est-à-dire que dans la cavité va se faire un épanchement sanguin peu à peu infiltré par des éléments conjonctifs qui, venus par prolifération des différentes régions de la moelle sous-périostée, centrale ou spongieuse, vont subir une ossification progressive, après avoir ou non passé par un stade cartilagineux intermédiaire.

Lorsque l'on pratique un évidement expérimental superficiel, portant, après décollement du périoste, sur les couches corticales sous-jacentes, l'épanchement sanguin est fort peu abondant, il se résorbe vite, et le périoste rabattu sur la tranche osseuse s'y accole très rapidement, puis par sa face profonde s'ossifie. Mais pour peu que l'excavation ait eu quelque profondeur, il reste toujours une dépression au lieu où elle a été pratiquée : la régénération du tissu compact n'a pas été parfaite.

Des expériences analogues ont été entreprises par bien des auteurs, depuis quelque cinquante ans, pour étudier comment se réparent les solutions de continuité créées soit dans une diaphyse, soit dans une partie spongieuse par un trait de scie qui tantôt sera superficiel, tantôt pénétrera jusqu'à la cavité médullaire, qui tantôt sera pratiqué avec conservation du périoste décollé, tantôt au contraire après résection plus ou moins étendue de ce périoste. On a mis ainsi en évidence le pouvoir ossifiant des bourgeons partis soit de la moelle sous-périostée, soit de celle des canaux de Havers, soit de celle du canal central ; et je ne veux pas insister sur le rôle, aujour-d'hui universellement admis, de la couche ostéogène sous-périostée, toute discussion théorique mise à part pour déter-miner s'il convient de l'attribuer à la face profonde du périoste ou à la couche superficielle de l'os. Le fait pratique est que, dans les décollements pathologiques ou chirurgicaux, elle suit la fortune du périoste. Et je ferai remarquer, en passant, que de cette ossification sous-périostée résultent très souvent les couches osseuses dans lesquelles nous pratiquons des évide-ments. C'est l'os nouveau sous-périosté, que nous aurons à creuser, qui invagine, dans l'ostéomyélite, les séquestres dus à la mortification de l'ancienne diaphyse, qui entoure les cavités fongueuses ou purulentes que nous devrons ouvrir et nettoyer ; en sorte que, dans ce cas particulier, le rôle régé-nérateur appartient avant tout à l'os nouveau sous-périosté.

Les expériences auxquelles je viens de faire allusion n'ont guère été variées depuis celles qui, à l'origine de toutes nos études sur l'ostéogenèse chirurgicale, ont été pratiquées par Ollier surtout. Les résultats ont été perfectionnés grâce à l'avènement de l'antisepsie puis de l'asepsie, mais en ce sens surtout que la réussite est devenue plus fréquente et que nous avons pu mettre hors de cause ce qui tient à l'infection des plaies. Cela est surtout vrai pour l'organisation, aujour-d'hui bien connue, des caillots sanguins aseptiques : et nous aurons à voir quelles conséquences chirurgicales on en a voulu tirer.

Cette organisation, dont il y a longtemps Lister a montré l'importance dans la réparation des fractures compliquées non infectées, permet de combler expérimentalement de petites cavités intra-osseuses obtenues par évidement proprement dit et au devant desquelles on a pratiqué la réunion immé-diate du périoste et des parties molles. En quelques semaines l'os, dont la solidité n'a pas été compromise, se régénère à une petite dépression près. De même, si on a ouvert, parallèlement à son grand axe, une tranchée assez étroite. Le sang a comblé le vide, a formé un moule à la place duquel vont venir les bourgeons scléreux, puis cartilagineux, puis osseux.

Ces bourgeons, en outre, ont un pouvoir de rétraction qui leur permet de faire diminuer jusqu'à un certain point, par attraction des parois vers le centre, le volume de la cavité. Mais sur cela il faut peu compter, si l'on met à part quelques cas spéciaux, comme celui de l'oblitération des cavités alvéolaires après extraction dentaire. Alors, en effet, entre en jeu une importante résorption des parois, qui permet l'affaissement des parties molles. Dans les cas réellement chirurgicaux cette résorption est nulle ou insignifiante. Au début de ses recherches, sans doute, Sédillot avait cru qu'elle avait lieu sur les couches sous-périostées amincies, d'où un assouplissement pariétal permettant la diminution concentrique de la cavité, le périoste étant à la fois attiré par la rétraction des bourgeons intérieurs et affaissé par la pression des parties molles extérieures. Peut-être Ollier a-t-il eu tort de nier complètement l'existence de ce processus : mais il a eu raison en ce sens que le praticien n'est pas en droit de faire fonds sur lui.

Le fait est que si l'on a creusé dans un os une cavité de quelque étendue, la rigidité des parois est telle que leur affaissement doit être considéré comme nul, ou à peu près ; et comme, d'autre part, l'ossification des bourgeons intérieurs est toujours fort lente, la réparation devient fort difficile. Cette difficulté s'accroît même en proportion plus grande que les dimensions de la cavité à combler : en progression géométrique et non point arithmétique, dit Ollier, sans que l'on puisse attacher à ces mots leur valeur mathématique.

Pour ces régénérations, comme pour tout ce qui concerne la chirurgie osseuse, l'âge et l'état de santé du sujet sont de haute importance : plus un sujet est jeune, plus il est apte à l'ossification, et cela permet chez l'enfant des tentatives conservatrices auxquelles on ne saurait songer chez l'adulte.

Quelques auteurs ont cherché à systématiser en chirurgie ces données de physiologie normale, même pour des cavités de grandes dimensions : on pratique l'évidement sous la bande d'Esmarch, on suture, puis on enlève le lien élastique et la cavité se remplit alors de sang. Le caillot s'organisera et servira de soutien, tout en se résorbant peu à peu, à une véritable *ostéogenèse par substitution*.

C'est de la chirurgie fort brillante, mais elle exige une asepsie absolue : or *la désinfection complète d'une cavité d'évidement pour ostéomyélite est impossible*, et les essais de ce genre en pareil cas ont toujours échoué. Je n'ignore pas que Bier a décrit une *nécrotomie ostéoplastique* applicable aux os superficiels, au tibia en particulier, qui est le comble de la méthode et dont il proclame l'excellence. Deux incisions transversales, allant jusqu'à l'os et dépassant un peu en dehors la crête tibiale, sont tracées aux limites supérieure et inférieure de l'os malade ; entre leurs deux extrémités internes est menée une incision verticale. Sur ces trois côtés du rectangle, l'os est alors fendu de dehors en dedans ; puis le ciseau est introduit dans la fente longitudinale interne et par là on va sectionner de dedans en dehors le bord externe de l'os, en respectant le périoste. Ainsi se trouve constitué un grand lambeau en forme de couvercle de tabatière, que l'on soulève de dedans en dehors, et que l'on rabat sans drainer après avoir enlevé les séquestres et nettoyé la cavité qui les contenait. Le cylindre se remplit de sang puis s'ossifie.

Je n'ai jamais employé ce procédé, et je serais surpris si jamais je l'employais car il m'a toujours paru déraisonnable d'emprisonner ainsi un espace mort, forcément septique, que le sang va remplir ; je pense même que, si l'auteur l'a employé, il n'a pu s'en déclarer satisfait qu'à la condition d'exposer avec « bienveillance » les résultats obtenus.

On a tenté d'assurer la désinfection en *bourrant la cavité d'antiseptiques avant d'y laisser coaguler le sang*. Tour à tour la poudre d'iodoforme, la glycérine iodoformée, le sous-nitrate de bismuth, l'acide salicylique furent recommandés. Résultats médiocres : sans compter les accidents d'intoxication par l'iodoforme, on n'a pas tardé à s'apercevoir combien sont infidèles les moyens chimiques pour désinfecter un champ opératoire préalablement septique. C'est vrai pour toutes les opérations chirurgicales, à plus forte raison quand, dans une cavité rigide, incompressible, le sang mélangé à l'antiseptique formera une part importante du magma oblitérant.

Dès que l'asepsie opératoire est douteuse, quel que soit ensuite l'antiseptique employé, moins il restera de sang dans la cavité, mieux cela vaudra, et c'est pour cela que dans la plupart des *procédés de substitution* on a eu pour but soit de bourrer le plus possible la caverne, soit même d'y mouler des substances épousant toutes ses anfractuosités.

A. — *Procédés de bourrage.*

Quelle que soit la substance employée, il est évident que le sang remplit les interstices des fragments, mais il est évident aussi qu'on peut réduire sa quantité à fort peu de chose, à de minces lames coagulées agglutinant les fragments des corps étrangers. Ceux-ci sont des substances organiques, résorbables, que nous diviserons en deux classes : 1° les éponges et corps organiques divers, non osseux ; 2° l'os mort, décalcifié ou non.

1° *Éponges et corps divers non osseux.* — Nous prendrons pour type le bourrage à l'éponge, parce que ce fut un des premiers conseillés et parce qu'il a servi à quelques études expérimentales précises et à des essais thérapeutiques sous le nom vicieux de greffe (sponge-graftig).

Dans la technique primitive d'Hamilton (1881), on prenait des éponges de Turquie, découpées en tranches minces, décalcifiées par immersion dans une solution faible d'acide chlorhydrique, lavées dans une solution ammoniacale et conservées dans la solution phéniquée à 1/20e. D'après Duplay et Cazin, la persistance de quelques spicules siliceux, telle qu'on la constate dans les éponges bien nettoyées du commerce, est sans intérêt. Le seul fait vraiment important est d'assurer l'asepsie absolue de l'éponge, ce pourquoi on ne saurait se fier à l'immersion, même prolongée, dans les solutions antiseptiques. Par le procédé d'Hamilton, les échecs sont fréquents, et le seul moyen pour avoir des éponges aseptiques

est de les soumettre pendant une demi-heure à l'action de
l'autoclave à 120°, après les avoir coupées en fragments de
formes diverses. Elles deviennent un peu gélatineuses, mais,
pour l'usage auquel on les destine, ce n'est pas un inconvénient, au contraire, car elles tamponnent mieux.

Le corps étranger est alors aseptique, et il est bien toléré si
on l'insère dans une cavité elle aussi apeptique, ce qui est
aisé à réaliser expérimentalement. Après un premier tamponnement temporaire, très serré, destiné à l'hémostase, on en
met un second, moins serré, pour qu'en gonflant l'éponge ne
distende pas trop la région; au devant on suture le périoste,
puis les parties molles.

Dès le 5ᵉ jour, chez le lapin, les fragments d'éponge sont
suffisamment unis entre eux et aux parois de la cavité pour
qu'on puisse faire passer à travers eux, sans les déplacer, un
trait de scie sur la tranche duquel on ne distingue plus leurs
limites respectives. Au 50ᵉ jour, à l'œil nu on ne voit plus
trace d'éponge, et la réparation osseuse s'est effectuée avec
une rapidité beaucoup plus grande que chez les animaux
témoins dont les évidements n'avaient pas été tamponnés à
l'éponge.

Si l'on suit au microscope le processus, on observe une prolifération intense d'éléments cellulaires, qui dès le 5ᵉ jour ont
envahi les porosités de l'éponge et peu à peu désagrègent ses
travées. Celles-ci se résorbent tandis que le tissu néoformé
s'ossifie, et quand la réparation est achevée on voit seulement
dans l'os nouveau quelques spicules siliceux, pratiquement
négligeables.

D'autres matières organiques ont été employées par divers
auteurs, et en particulier comparées à l'éponge par Duplay et
Cazin. Avec la gaze iodoformée et la gaze aseptique, les résultats sont analogues; la soie et le coton se prêtent mal à la
pénétration par les éléments cellulaires, et même le coton
s'enkyste; le catgut aseptique est moins bien pénétré que
l'éponge, mais est plus vite résorbé; son grand défaut est l'insécurité de sa stérilisation. Une mention suffira aux fibres
musculaires de veau, à la sous-muqueuse de l'intestin du porc

(Halstead), aux filaments de fibrine de sang de bœuf traités par le sublimé, l'alcool puis l'éther iodoformé, etc. : difficiles à préparer, de stérilisation infidèle, ces corps ne semblent par contre avoir aucun avantage sur les précédents. Et déjà ceux-ci n'ont pas réussi à se faire une place dans la pratique courante.

2° *Os mort ou os décalcifié.* — Quand on a songé à ces insertions de substances résorbables destinées à favoriser une ostéogenèse par substitution, on a prêté une attention spéciale aux bourrages avec des fragments osseux, en partant de cette idée théorique, mais d'ailleurs reconnue fausse à l'usage, que les canalicules de ce corps étranger spécial seraient une voie de pénétration toute préparée pour les éléments de la future ossification, et que celle-ci, de la sorte guidée dans son architecture, s'en trouverait d'autant facilitée.

En 1889 Senn a pensé à décalcifier l'os, pour le rendre ainsi malléable, facile à découper en minces copeaux, tout en conservant ses canalicules qu'on prétendait utiliser.

L'os que l'on veut décalcifier est pris dans la partie compacte des diaphyses fémorale ou tibiale du bœuf. On ne conserve que le tissu osseux dur, bien nettoyé du périoste et de la moelle, et on le débite soit en petits copeaux, soit en fragments volumineux, ce qui répond à deux techniques différentes d'implantation. Ces fragments sont plongés dans une solution d'acide chlorhydrique à $1/10^e$, qui doit être très abondante et que l'on change tous les jours. La décalcification peut être suffisante en 8 jours, mais pour qu'elle soit complète il faut compter environ quatre semaines.

A ce moment, l'os est devenu mou, facile à couper au bistouri. On le lave alors à grande eau, pour enlever tout excès d'acide, ou bien on l'immerge dans une solution aqueuse de sublimé à 2 pour 1000. La conservation se fait soit dans une solution faible de potasse, puis pendant 48 heures dans une solution aqueuse de sublimé à 1 pour 2000, soit dans l'éther iodoformé à $1/10^e$.

Avant de s'en servir, on essuie d'abord avec soin les fragments extraits du liquide conservateur ; on les plonge pendant quelque temps dans l'alcool, puis dans la solution aqueuse de sublimé à 1/2000ᵉ ou d'acide phénique à 2 pour 100 ; au dernier moment, on les essuie avec grand soin, de façon en particulier à les débarrasser de toute trace d'alcool, sans quoi ils gonflent dans les tissus, d'où une tension capable de faire échouer les sutures.

La cavité évidée est préparée par un curettage minutieux de tout l'os malade ; on nettoie, on lave, on saupoudre d'iodoforme pour l'aseptiser ; on a assuré l'hémostase par la bande d'Esmarch. Quand elle est propre et sèche, on pratique l'implantation, en bourrant avec de petits copeaux tassés de façon à éviter autant que possible les espaces morts.

On suture avec drainage. Le premier pansement est fait du 12ᵉ au 14ᵉ jour, puis seulement au bout de deux ou trois semaines si la réunion immédiate est obtenue, plus souvent et selon les besoins s'il y a suppuration. Lorsque celle-ci est abondante, il peut être indiqué de faire sauter les sutures et d'extraire le bourrage, quitte à le recommencer lorsque la sécrétion est tarie dans la cavité tamponnée.

Le processus de consolidation a été analysé sur le lapin, sur le chien, par Ochotin, par Buscarlet. D'abord fixé dans la cavité et entouré d'une capsule qui l'isole, l'os décalcifié irrite l'os ancien, dont les éléments médullaires prolifèrent autour de lui et le rongent, plus vite du côté de sa surface médullaire que de sa surface périostique. C'est en somme à peu près identique à ce qui se passe pour un transplant vivant dont la greffe a réussi, avec cette différence que dans celui-ci s'établit une circulation qui, pendant qu'il se résorbe, le fait participer à la vie du sujet.

La résorption est plus rapide que celle de l'os greffé, et que celle de l'os mort. On a même dit qu'elle est trop rapide, en sorte que la cicatrice reste fibreuse, qu'elle n'a pas le temps de s'ossifier. On peut ralentir le processus de résorption par une décalcification incomplète, aisée à graduer par le temps initial d'immersion dans l'acide chlorhydrique.

Entre les mains de Senn et de son élève Mackie, le procédé a donné de bons résultats pour des cavités grosses comme une noisette ou une noix : ce qui est trop petit pour être probant. Mais en d'autres mains, la plupart des essais furent infructueux. Buscarlet, avec son maître Le Dentu, pense toutefois que c'est une pratique avantageuse pour certaines grandes cavités, au-devant desquelles elle permet de suturer les parties molles au lieu de les tamponner, et que sur les sujets jeunes la guérison, en un à quatre mois, s'en trouve abrégée. Ce soutien provisoire ne sert à rien si le malade est âgé, si le périoste a dû être sacrifié ; mais pour la plupart des cavités d'évidement il est préférable à la greffe d'os vivant. Celle-ci, au contraire, vaudrait mieux pour restaurer un os entier, lorsque le soutien provisoire fourni à l'ossification doit être de longue durée.

L'os incomplètement décalcifié aurait sur la greffe massive l'avantage d'une résorption plus lente. En outre, il apporterait à pied d'œuvre des matériaux calcaires utiles à la réparation osseuse.

La difficulté de préparer et de stériliser les matériaux à implanter, la persistance habituelle d'espaces morts où s'accumule du sang sont les inconvénients de la méthode.

Au lieu d'os décalcifié, Barth a proposé de remplir la cavité avec de la cendre d'os calciné ; Grosse, avec une poudre minérale (phosphate de chaux, 85,6 ; phosphate de magnésie, 1,75 ; chlorure de calcium, 3,5 ; carbonate de chaux, 9) analogue comme composition, l'idée théorique étant de fournir des éléments calcaires pour l'édification de l'os nouveau. L'élimination des produits et la suppuration persistante de la cavité ont été constantes.

B. — *Procédés de moulage* [1]
(substances coulées ou mastiquées).

Ces procédés sont les seuls qui permettent la suppression

---

1. C'est ce que, en langage courant; mais vicieux, on appelle un *plombage*. Le seul vrai plombage est celui qui, comme en art dentaire, réalise l'oblitération d'une cavité avec un corps étranger malléable (en principe plomb, puis métaux divers, puis corps non métalliques) destiné

de tout espace mort, le corps étranger se collant contre la paroi sur laquelle il est appliqué pendant l'hémostase à la bande d'Esmarch. Les substances employées sont soit aseptiques, soit légèrement antiseptiques, de façon à combattre dans la mesure du possible l'infection initiale de l'os malade tout en ne compromettant pas la vitalité des éléments d'ostéogenèse.

Je passe sous silence les coulées de plâtre, ciment, etc., et j'arrive à des mélanges antiseptiques solidifiables, dont on a peut-être exagéré la valeur, mais dont l'emploi a été fréquent depuis une vingtaine d'années, sous le nom de *plombage iodoformé*.

En 1896, P. Reynier et Isch-Wall, désireux d'éviter la réinfection des caillots, pour ainsi dire fatale dans la méthode dite de Schede, ont recommandé de couler dans la cavité un antiseptique solidifiable, le *salol iodoformé*. Un peu au-dessus de la température du corps humain, le salol se liquéfie, et en cet état il devient capable de dissoudre de l'iodoforme ; à 37°, le mélange se solidifie en une masse vitreuse. La température de liquéfaction est assez basse pour que le coulage dans une cavité osseuse soit sans danger. Et quand la solidification a lieu, à la température du corps humain, la plus petite des anfractuosités se trouve remplie, puisqu'on a versé un liquide qui pénètre partout et bouche tous les pores. La cavité est préparée par action successive de l'éther iodoformé, du chlorure de zinc. du thermocautère, et l'on compte sur le pouvoir antiseptique du salol iodoformé pour y détruire les derniers germes : d'où possibilité de la réunion immédiate sans suture. Il convient d'ajouter que la cavité ne doit pas dépasser le volume d'une noix.

Une mention suffira pour les essais où on a coulé dans la cavité de la naphtaline, de la gélatine formolée, de la paraffine.

---

non à se résorber, mias à s'enkyster. On l'a fait dans la continuité des os avec des substances diverses (amalgame de cuivre, plomb, alliages métalliques, gutta-percha, mastic). En cas d'ostéomyélite, l'insuccès a été constant.

Le mélange antiseptique imaginé par Neuber est une véritable colle dont voici la composition : 10 grammes de fécule de froment sont délayés dans un peu d'eau distillée froide ; tout en remuant, on ajoute 200 grammes de solution bouillante d'acide phénique à 12 pour 100, puis 10 grammes d'iodoforme pulvérisé. Cet empois iodoformé est versé dans la cavité osseuse bien asséchée et les parties molles sont suturées. On enlève la bande d'Esmarch et du sang s'incorpore à l'empois, d'où un caillot antiseptique qui permettrait d'obtenir la réunion par première intention dans les deux tiers des cas. Avant l'obturation, il convient de changer tous les instruments et compresses utilisés pendant l'évidement ; en outre, le chirurgien lui-même se livre à un nouveau nettoyage de ses mains. C'est indispensable pour éviter la réinfection du caillot. La suture des parties molles ne doit subir aucune tension. Ce procédé est à vrai dire intermédiaire à la méthode dite de Schede et aux vrais moulages par substances solidifiables, puisque la masse obturante est en bonne partie formée par le caillot sanguin.

Depuis 1898, Mosetig Moorhof a mis à l'étude un *plombage iodoformé*, autour duquel on a mené grand bruit. Le nom est mauvais : on cherche, sans doute, à obturer complètement la cavité, comme par le plombage celle d'une carie dentaire, mais le mélange solidifié organique est destiné à se résorber, et dès lors le procédé rentre dans la méthode de substitution.

Voici la formule de Mosetig Moorhof :

Iodoforme pulvérisé.	60 grammes.
Huile de sésame.	40 —
Blanc de baleine.	40 —

Dans un vase en verre cylindrique, chauffé au bain-marie à 80°, on fait fondre, en parties égales, l'huile de sésame et le blanc de baleine. De là un liquide huileux, assez clair, que l'on filtre dans un matras. On y ajoute, en agitant constamment, l'iodoforme pulvérisé et on retire du feu quand la masse apparaît uniformément colorée en jaune. On continue à agiter pendant refroidissement jusqu'à solidification, celle-ci ayant

lieu entre 45° à 50°, et on ferme le vase avec un bouchon stérilisé. Au moment de se servir du mélange, ou chauffe au
bain-marie. Un dispositif spécial permet que la face externe du
cylindre de verre soit aseptisable et que dès lors le chirurgien
puisse la prendre à la main pour verser directement dans la
cavité osseuse le liquide solidifiable. Chauffé au bain-marie, ce
liquide n'est pas assez chaud pour léser les parois, dont il
obture toutes les anfractuosités.

Le fait capital est la préparation minutieuse de la cavité,
pour laquelle il est tout à fait insuffisant, quoique classique,
de curetter puis de verser de l'huile ou de la glycérine que
l'on fait bouillir avec la lame du thermocautère. Pendant quatre jours à l'avance, grands bains, savonnage, alcool, éther,
pansements humides permanents auront désinfecté la peau.
L'os est abordé par des incisions en peau saine, on l'ouvre
pour enlever le séquestre, puis on abrase au ciseau, à la fraise
surtout, toutes les parties malades ou même suspectes, en ne
s'arrêtant qu'en os sain ; la fraise est actionnée, selon l'outillage dont l'on dispose, par un moteur électrique, par un tour
de dentiste ou par un simple vilbrequin.

La cavité doit être absolument sèche, pour que le mélange
adhère partout à la paroi. D'où la nécessité d'opérer sous le
garrot élastique toutes les fois que la région s'y prête ; et malgré cela l'hémostase absolue n'est pas toujours facile. Après
avoir enlevé les poussières dues à la fraise par un lavage avec
une solution de formaline à 1/100°, on éponge avec des tampons, quelquefois on touche les petits points saignants avec
de l'adrénaline ou de l'eau oxygénée, on assèche complètement
(comme font les dentistes) par des insufflations d'air froid et
d'air chaud. Si l'application de la bande d'Esmarch est impossible, comme c'est le cas, par exemple, pour l'épaule et pour
la hanche, le temps d'hémostase exige, dit Mosetig, « une
patience à toute épreuve ».

Dans la cavité ainsi préparée, le liquide est coulé, au besoin
en plusieurs fois, et en donnant au membre des positions
variées, pour que, par déclivité, tous les recoins soient remplis.
On laisse la solidification se faire lentement, sans chercher à

l'activer par refroidissement avec de la glace ou des pulvérisations d'éther. On ne draine que pour les résections articulaires ; pour les cavités osseuses ordinaires, les orifices fistuleux, dont on a soigneusement excisé les bords, suffisent à l'écoulement de la sérosité. On rabat donc devant la cavité remplie les lambeaux, comprenant le périoste que, dans le premier temps, pour aborder l'os, on a attentivement décollé. Après suture et pansement aseptique légèrement compressif, on enlève le garrot élastique.

Mosetig-Moorhof déconseille absolument l'opération en deux temps, l'obturation étant faite au bout de quelques jours, lorsque les parois sont granuleuses. Il affirme qu'alors l'aseptisation est impossible, et que, par conséquent, il faut « plomber » tout de suite ou pas du tout.

Le premier pansement est fait au 10ᵉ jour ; pour les lésions des membres inférieurs, les malades marcheraient au bout de six semaines. Si la réunion est complète, la résorption progressive a lieu ; si elle est incomplète, le mélange est peu à peu éliminé, en partie plus ou moins considérable, par les incisions ou les fistules, mais on ne doit pas aider cette sortie. Histologiquement le processus de substitution est fort analogue à celui que nous avons décrit pour les autres procédés. Des radiographies successives permettent de suivre la résorption et la réossification : mais on doit remarquer que, l'iodoforme étant opaque aux rayons X, quelques réserves sont à faire.

Par crainte de l'intoxication iodoformée, on a proposé de remplacer dans la masse l'iodoforme par un autre antiseptique, et Mosetig-Moorhof a lui-même fait quelques tentatives en ce sens : les résultats sont moins bons, et comme l'intoxication iodoformée n'a jamais eu lieu, Mosetig conclut que la modification n'est pas justifiée.

Mosetig-Moorhof était enthousiaste de sa méthode, dont les résultats ont été publiés par son élève Damianos en 1904, par lui-même en 1906. A cette dernière date, il nous dit avoir opéré en cinq ans plus de 1 000 cas, avec des résultats uniformément bons. Cela correspond à une activité opératoire vraiment énorme, si l'on considère que, même dans nos services spéciaux de chirurgie infantile les plus fréquentés, les indications à l'évidement osseux pour les cavités volumineuses sont au total rares, et que seules ces cavités nous intéressent. Quant aux résultats éloignés, l'auteur n'en donne guère, mais cela n'impressionne pas Rottenstein qui a cherché à vulgariser la méthode en France. Car, dit celui-ci, l'auteur fait publier en 1904 des opérations dont bon nombre remontent déjà à 1899. S'il y avait eu des récidives, les malades seraient revenus se faire soigner, Mosetig les aurait réopérés et on trouverait de cela la trace dans les tableaux statistiques ; or on n'en trouve pas trace, donc il n'y a pas de récidives. Je donne le raisonnement pour ce qu'il vaut, et j'avoue qu'il ne me séduit guère.

D'autre part, Rottenstein nous apprend que les résultats sont très différents avec Mosetig-Moorhof lui-même et avec ses continuateurs : ceux-ci ont observé des abcès, des fistules inconnus au premier, ce qui tient à une insuffisance de technique et en particulier d'asséchement.

Un mastic a été proposé par Fantino et Valan, avec la composition suivante :

Thymol..	1
Iodoforme..	2
Cendre d'os calciné.	3

Les auteurs conseillent d'opérer en deux temps : 1° évider l'os et ébouillanter avec de la glycérine iodoformée chauffée au thermocautère ; 2° obturer au bout de quatre jours, après avoir contrôlé bactériologiquement l'asepsie des sécrétions fournies par la cavité tamponné à la gaze. Surtout bon dans le tissu spongieux, leur procédé leur aurait donné dans 9 cas un seul insuccès, avec guérison en trois mois pour les petites cavités, en sept à huit mois pour les grandes. Ces délais ne paraissent pas constituer un progrès considérable sur ceux que demandent les méthodes simples, sans obturation.

Une *pâte à l'eugénol* a été utilisée par Joüon (de Nantes), qui a fait publier ses résultats dans la thèse d'Ortal.

L'eugénol est un liquide huileux, très antiseptique, légèrement analgésique, qui constitue le principe actif de l'essence de girofle. Mélangé à de l'oxyde de zinc, il forme une pâte qui rapidement devient dure comme du marbre. Le mastic se prépare au moment même de l'opération, en versant peu à peu l'eugénol sur de l'oxyde de zinc, finement pulvérisé et stérilisé par chauffage à 120°, étalé sur un plateau. On malaxe continuellement la pâte, jusqu'à ce qu'elle ne colle plus à la peau, et à ce moment on en mastique la cavité, en la pétrissant de façon bien homogène à l'aide d'un instrument spécial, analogue à un brunissoir. La cavité, bien évidée, a été aseptisée par attouchement de la paroi avec des tampons imbibés d'une solution saturée d'acide phénique dans la glycérine ; l'hémostase et l'assèchement exacts sont indispensables pour que le mortier adhère à la paroi. Ce ciment ne s'enkyste pas, mais peu à peu se résorbe et de l'os s'y substitue.

La *masse de Delbet* a l'avantage de se préparer à l'avance. Elle est composée de :

Cire vierge.	50 grammes.
Chloroforme.	6 centimètres cubes.
Teinture d'iode.	6 — —

On fait fondre la cire au bain-marie ; on la verse dans un flacon (chauffé pour éviter la solidification trop rapide), on ajoute le chloroforme et la teinture d'iode, on bouche hermétiquement et on agite jusqu'à prise complète (en tenant bien le bouchon, que sans cela les vapeurs de chloroforme feraient sauter).

Ce mastic est malléable ; à la température ordinaire il est facile à modeler sur les parois osseuses, où il prend malgré le suintement sanguin et où il fait directement l'hémostase. Il semble être le meilleur pour les cavités aseptiques, mais Delbet y a vite renoncé pour l'ostéomyélite suppurée, et je n'en suis pas surpris.

Je me suis tenu, en effet, avec soin au courant de ce qui, depuis plusieurs années, a été publié sur le traitement des ostéomyélites prolongées par ces divers procédés, et ma conclusion pratique a été de n'y pas recourir moi-même. Presque toujours (et même ajouterai-je en passant après certains évidements en principe aseptiques) le mastic est éliminé secondairement, après suppuration secondaire et fistule de durée variable. Beaucoup d'observations sont publiées alors que persiste une fistule, fort petite, je le veux bien, mais qui ne me dit rien qui vaille.

On a souvent affirmé que, si l'événement a démenti nos espoirs de réunion immédiate et de résorption aseptique sous-cutanée, la méthode constituait néanmoins un excellent « pansement interne » qui facilitait et abrégeait la cure. Même cette prétention modeste est contestable. De la lecture d'assez nombreuses observations, j'ai retiré l'impression que l'avantage est douteux et pour la durée du traitement et pour le résultat définitif. On guérit la plupart des ostéomyélites des os superficiels, largement accessibles, comme le tibia surtout, dans des conditions qui me paraissent identiques à celles de la méthode que je vais exposer maintenant. On reste en échec plus souvent qu'on ne le voudrait devant les ostéites étendues des os profonds, du fémur surtout lorsque l'épiphyse inférieure est atteinte, dans les mêmes conditions également.

Ce que j'avais appris avant la guerre n'a pas été modifié depuis la guerre. Les essais de « plombage » ont été nombreux, mais d'efficacité douteuse. Je ne parle pas des résultats nuls chez des blessés qu'on m'a confiés secondairement : on me dira que, naturellement, on ne m'a pas envoyé les blessés guéris. Mais je suis à peu près certain que les réunions immédiates vraies, sans élimination du corps étranger, ont été exceptionnelles; et que s'il y a élimination secondaire l'avantage est nul.

C. — *Technique de l'évidement.*

Aussi ai-je toujours continué à pratiquer l'évidement large, avec résection franche d'une des parois pour permettre l'affaissement des parties molles voisines (périoste et muscles) au contact aussi exact que possible avec l'os conservé : et c'est cette technique que je vais décrire.

Je n'opère jamais sous la bande d'Esmarch.

1° *L'os sera abordé* franchement, par une incision longitudinale dépassant en haut et en bas les limites de la cavité osseuse telles qu'on les prévoit d'après la radiographie, et agrandie selon les besoins au cours de l'opération pour obtenir ce résultat. Chaque os a une face chirurgicale, le long de laquelle on doit inciser les parties molles, et on ne passera par la fistule que si on la trouve en bonne place, sur ce trajet typique que j'indiquerai plus loin (voy. p. 113): s'attaquer par exemple au tibia par une fistule postérieure ou externe est une absurdité.

On traverse la peau, souvent une gangue cicatricielle adhérente à l'os, les muscles la plupart du temps atrophiés, décolorés, devenus fibreux, et l'on arrive sur le périoste épaissi, que l'on fend de bout en bout. A la rugine, on décolle les deux lèvres de ce périoste et on les fait récliner chacune par un écarteur, de façon à avoir libre accès sur le tiers ou même la moitié de la face correspondante de l'os, qui apparaît rouge, mamelonnée.

Cette surface osseuse est tantôt friable, facile à effondrer à la curette, tantôt et bien plus souvent dure et compacte. En particulier, si l'on arrive à un orifice répondant à une fistule, et surtout si cet orifice est le résultat d'une trépanation préalable, il est de règle qu'autour de lui l'os nouveau sous-périosté soit éburné, d'une dureté extrême et que la curette ne morde pas sur lui.

2° Il faut donc presque toujours prendre l'ostéotome et le maillet pour exécuter le deuxième temps de l'opération : *ouvrir une large tranchée dans l'os* (presque toujours os nouveau sous-périosté) pour arriver au centre de l'hyperostose dans la cavité qui contient les séquestres ou les a contenus. S'il y a un orifice préexistant, on commence par lui, en y appliquant le ciseau dans le sens ou les sens où, par exploration au stylet, on constate que la cavité se prolonge autour de lui. S'il n'y a pas d'orifice, aux limites de l'incision on fait à droite (côté facile), puis à gauche, deux attaques en biseau, entre lesquelles on fend l'os longitudinalement sur les deux bords supérieur et inférieur du rectangle mis à nu, en commençant par le bord supérieur, d'accès bien plus facile. Un opérateur exercé reconnaît à une sensation spéciale des mains, à un son spécial, que la fissure a atteint la cavité centrale : et quand on a eu cette sensation sur le second bord, on peut faire sauter le couvercle osseux avec le ciseau manié comme un levier.

3° On voit alors la *cavité qu'il faut nettoyer* complètement. Les fongosités et le pus apparaissent immédiatement ; les séquestres, souvent visibles immédiatement, doivent toujours être cherchés dans tous les recoins par la vue, le toucher et le son, au stylet, à la curette, au doigt.

Si l'on voit un séquestre au milieu des fongosités, il faut d'abord le prendre avec une pince (et je ne me sers jamais que d'une vulgaire pince hémostatique) et par quelques petits mouvements apprécier s'il vient ou non facilement. S'il paraît tenir par une extrémité enfoncée soit vers le haut soit vers le bas, n'insistez pas : mieux vaut ne pas le fragmenter, car il va servir de guide.

Il faut, en effet, nettoyer à la curette les fongosités, en épongeant le sang, à mesure, avec de petites compresses de gaze que l'on tamponne de la curette. On voit ainsi le séquestre se dégager — ou apparaître si du premier coup d'œil on n'avait vu que des fongosités ; — on voit les culs-de-sac osseux sous lesquels il s'enfonce, on ouvre sur ceux-ci des tranchées à la curette ou au burin selon que l'os est dur ou mou. Après chaque coup d'éponge, on examine attentivement la paroi pour y déceler de petits points grisâtres, fongueux, qui conduisent dans des diverticules, dans des cavités secondaires qu'il faut mettre à jour, qu'elles contiennent ou non des séquestres ; on enfile du stylet les fistules voisines, pour s'assurer qu'elles convergent vers la cavité déjà ouverte. Les séquestres ainsi mis à nu sont extraits successivement, même s'il faut les poursuivre sur toute la longueur des deux bouts diaphysaires. De la curette on racle les fongosités, les nids d'ostéite raréfiante ; on évide au besoin presque complètement une épiphyse réduite à une mince coque.

Quelquefois, on fait une fracture de l'os trop aminci : on

Radiographies montrant le résultat
obtenu par résection d'une paroi (pages 106 à 109).

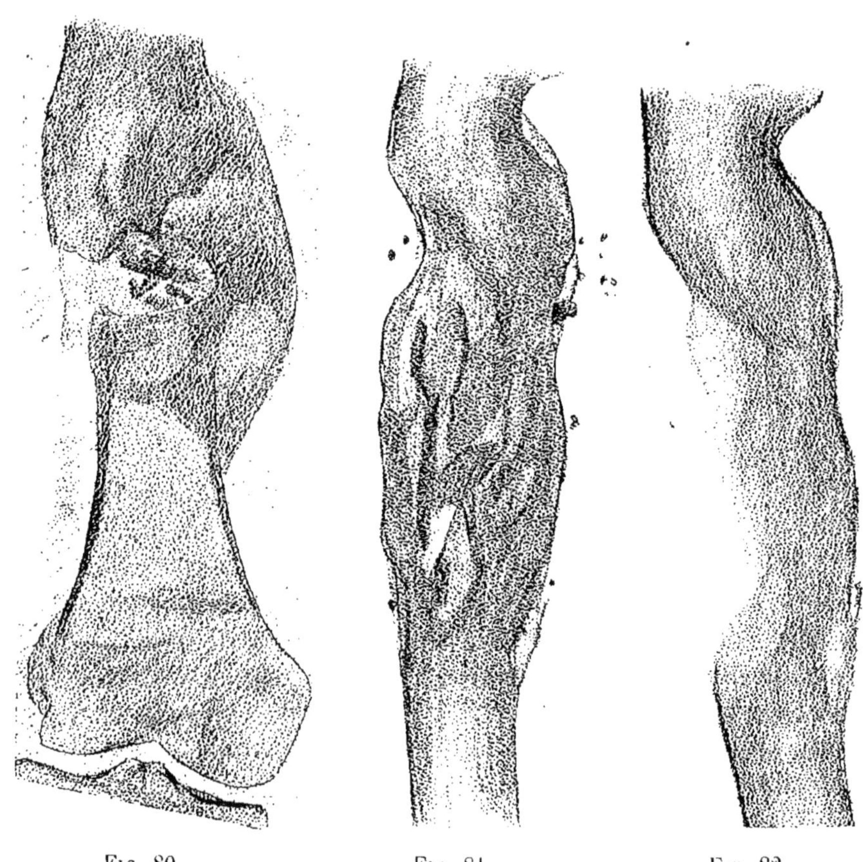

Fig. 80.   Fig. 81.   Fig. 82.

Fig. 80. — Homme, 34 ans, éclat d'obus le 24 septembre 1914. Plusieurs curettages inutiles, dont le dernier le 30 mars 1916. Radio du 15 avril 1916 prouvant l'insuffisance de l'opération. Evidement le 11 mai et extraction de nombreux séquestres. Guérison le 15 juillet.

Fig. 81 et 82. — Homme, 35 ans, éclat d'obus le 5 octobre 1914 ; séquestres invaginés. Opéré le 31 janvier 1916. Radio du 10 mars 1916 montrant l'ablation de la moitié externe de la circonférence du fémur. En septembre 1916, il reste une fistule superficielle.

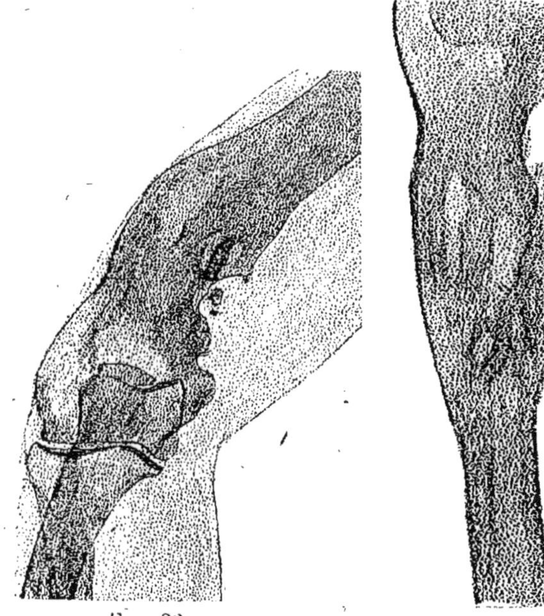

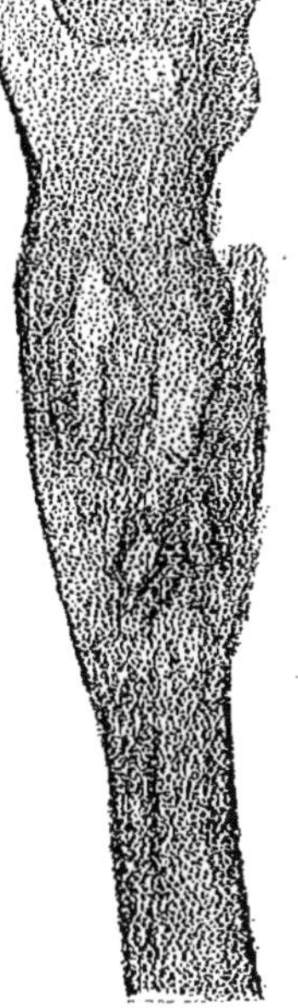

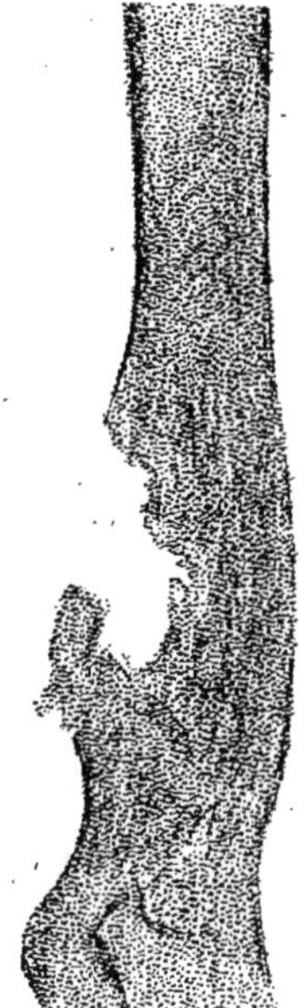

Fig. 83.

Fig. 84.

Fig. 85.

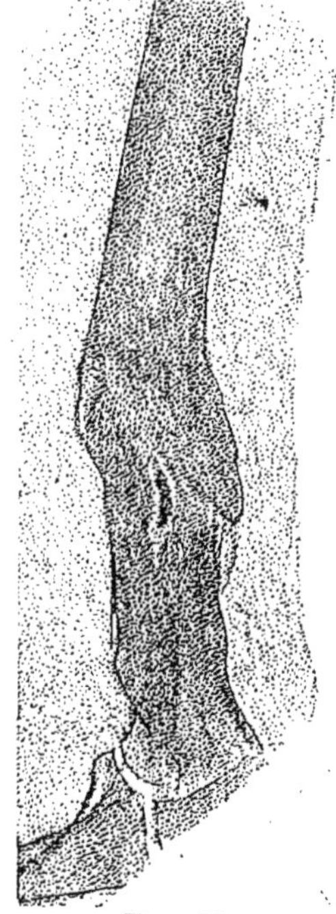

Fig. 86.

Fig. 83. — Homme, 25 ans, éclat d'obus le 17 novembre 1914. Cavité contenant deux gros séquestres, malgré deux opérations préalables. Radio du 8 mars 1916. Évidement le 12 mars. Cicatrisé, 1er avril. Le 15 avril, fracture par chute, bien consolidée.

Fig. 84 et 85. — Homme, 21 ans, balle de fusil le 18 janvier 1915 ; radio le 9 mars 1916 ; cavité fongueuse, sans séquestres. Résultat après ablation d'une paroi de la cavité le 15 mars. Encore en traitement en septembre.

Fig. 86. — Homme de 25 ans, blessé d'une balle de shrapnell le 5 février 1915. Cavité contenant encore un séquestre malgré deux opérations préalables. Radio du 25 février 1916. Évidé le 4 mars. Encore en traitement en septembre époque où j'ai abattu la paroi antérieure, ce que j'aurais dû faire dès le premier jour.

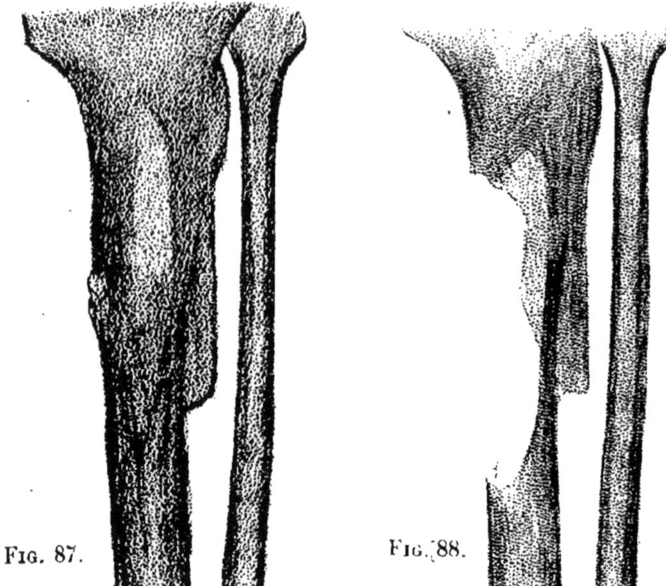

FIG. 87.   FIG. 88.

FIG. 87 et 88. — Homme, 39 ans, éclat d'obus le 13 octobre 1914. Plusieurs opérations insuffisantes. Cavité contenant 7 séquestres. Radios du 3 février 1916 et du 27 mai. Presque guéri en septembre.

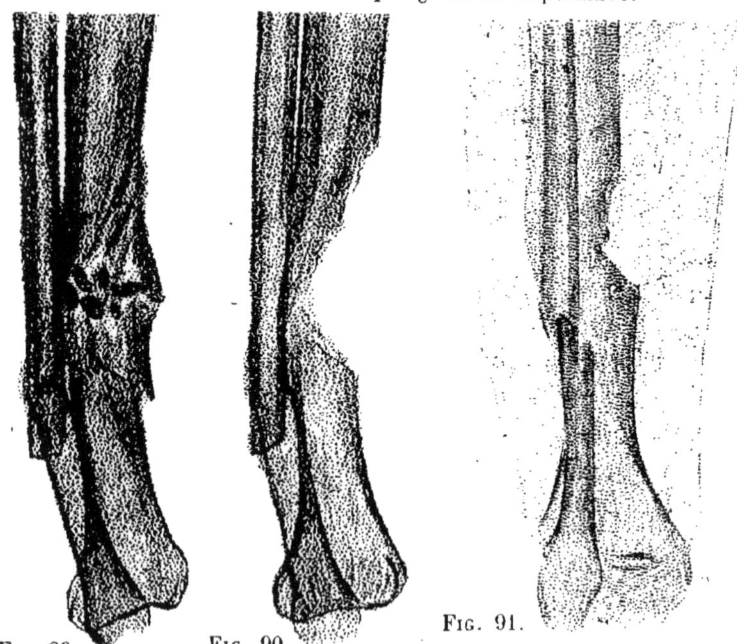

FIG. 89.   FIG. 90.   FIG. 91.

FIG. 89, 90 et 91. — Homme, 19 ans, balle le 29 septembre 1915 ; ablation d'esquilles le 11 novembre, puis le 13 mars 1916. Radio le 17 novembre 1915 et le 15 avril 1916, avant et après évidement. Guéri en mai 1916.

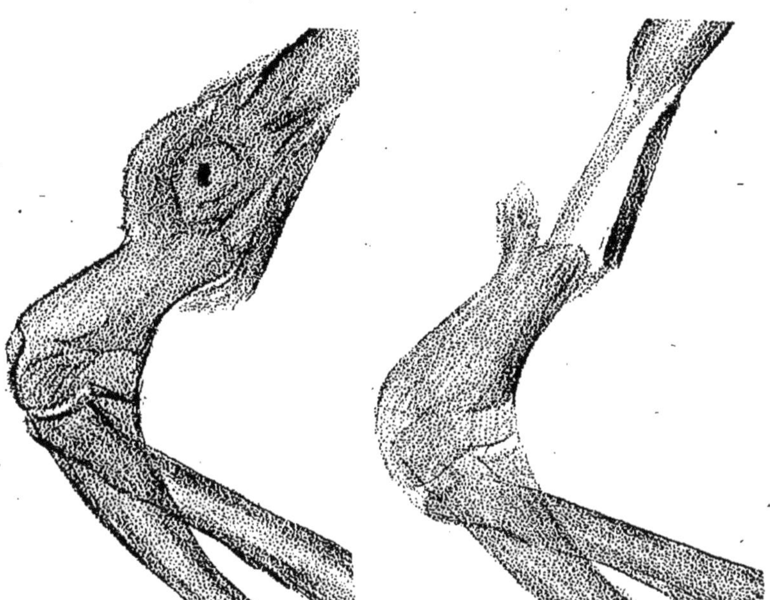

FIG. 92.   FIG. 93.

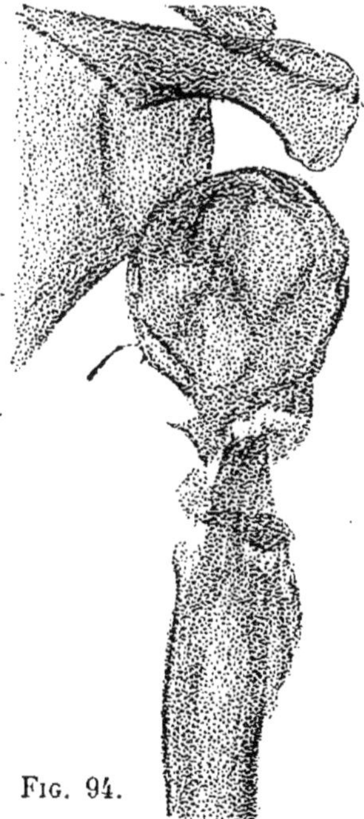

FIG. 94.

Diaphyses solides malgré la minceur des ponts osseux conservés. Sur la fig. 92, l'os de régénération périostique est encore transparent.

FIG. 92 et 93. — Homme, 33 ans, balle le 9 mai 1915; admis à V. L. 33 le 16 juin; radio le 27 juillet (après opération le 19 juin pour ostéite suppurée et arthrite suppurée du coude); évidement et extraction des séquestres le 28 août; raideur du coude, qui va à l'angle droit; paralysie radiale.

FIG. 94. — Homme, 26 ans, balle le 18 décembre 1914; radio le 12 janvier 1916; le 15 janvier, évidement et extraction de 2 séquestres; cicatrisé le 23 février.

appliquera alors, après pansement, l'appareil immobilisateur voulu. Ces fractures se consolident d'ordinaire bien, comme d'ailleurs celles qui se produisent parfois, dans le foyer d'ostéomyélite, par chute accidentelle.

L'ouverture large a pour complément l'ablation large de toute la paroi, de tout le couvercle qui, dans le sens de notre abordage, recouvrait la cavité. Il faut poursuivre attentivement le travail en ce sens, de façon à être sûr que nulle part une voûte osseuse ne surplombe plus un cul-de-sac fongueux. Et cela fait, il faut : abattre les deux bords de la gouttière ainsi ouverte pour la transformer en une surface à peu près plane ; diminuer autant que possible le diamètre transversal de l'os restant, en conservant une colonne osseuse assez épaisse pour constituer un levier solide (et en n'oubliant pas que la tige conservée sera renforcée secondairement par l'ossification progressive du périoste conservé ; fig. 81 à 93).

4° Ces deux manœuvres ont pour but de donner du jeu aux *parties molles*, dont le rôle me reste maintenant à expliquer.

Il faut, ai-je dit dès le début de cette description, que les parties molles extérieures puissent s'enfoncer dans la cavité mise au jour et la tapisser. D'où d'abord la nécessité, quelle que soit la méthode adoptée, de leur donner du jeu en diminuant le volume de l'hyperostose qui les distend. Cela dit, les deux méthodes en présence sont le tamponnement et l'affaissement des parties molles au contact de la surface osseuse.

a) Le *tamponnement* se définit de lui-même : il consiste à bourrer avec de la gaze la cavité osseuse, qui va bourgeonner. Les bourgeons charnus s'ossifieront en partie par leur face profonde et de plus, par un lent travail de rétraction, attireront vers le fond de la plaie les bords de l'incision cutanée, doublée par les muscles et le périoste peu à peu ossifié. D'où finalement une cicatrice déprimée, mince, adhérente à l'os. C'est un procédé lent, mais c'est souvent le meilleur, souvent même le seul possible.

Si l'on a dû évider une épiphyse, surtout les volumineuses épiphyses du genou, dont il est impossible d'abattre complètement une des parois sans ouvrir l'articulation. c'est le seul procédé possible : il faut alors que l'ossification à marche concentrique se mette de la partie ; la cure sera lente, et rendue aléatoire par des retours offensifs de l'ostéite raréfiante. La plupart du temps — mais pas toujours — on arrive au résultat en 5 à 6 mois, quelquefois après des retouches opératoires.

La rapidité est plus grande — mais il y faut encore 3 ou 4 mois quand tout marche bien — pour une gouttière largement ouverte sur la face diaphysaire superficielle d'un os facilement accessible, sur la face interne du tibia par exemple.

b) L'*affaissement immédiat des parties·molles* au contact de la surface osseuse évidée nous permet souvent d'abréger la cure, par une opération que l'on peut comparer à la résection costale, dite opération d'Estlander, pour la cure des fistules pleurales.

Lorsque, après incision d'une pleurésie purulente, le poumon sclérosé et bridé par une plèvre viscérale fibreuse ne peut plus, par son expansion naturelle, venir au contact de la paroi costale, lorsque d'autre part le plan osseux, attiré en dedans par la rétraction cicatricielle progressive, a atteint sa limite de dépressibilité, d'élasticité, on rend du jeu à la paroi musculo-cutanée en la désossant : quelquefois la plèvre pariétale affaissée au contact de la plèvre viscérale —·toutes deux étant avivées à la curette — s'unit à elle par cicatrisation primo-secondaire ; le plus souvent la cavité s'oblitère par attraction progressive de la plèvre pariétale qui, mobilisée, peut obéir à la rétraction cicatricielle. On a transformé une cavité suppurante à parois rigides en une cavité à parois mobiles, ou tout au moins à une paroi mobile.

C'est ce que nous avons fait en abattant sur toute son étendue le couvercle de la cavité séquestrale et nous pouvons en profiter pour diriger les parties molles voisines au contact de la surface osseuse restante.

Notre premier soin, pour cela, sera de *mobiliser largement la peau*. Surtout au niveau des fistules, celle-ci est recroquevillée en entonnoir ; elle adhère à une gangue fibreuse qui, au niveau de la surface de section, attire les muscles en dehors. Si, d'un coup de bistouri donné à plat sur chacune des lèvres de la plaie, entre la peau et l'aponévrose, sur une largeur suffisante pour arriver au tissu sous-cutané normal, on libère la peau, on constate que cette peau peut être renversée en dehors, en même temps que la lame musculo-périostique sous-jacente se renverse en dedans, vers la surface osseuse évidée. On peut même favoriser cet affaissement des muscles par une section transversale au milieu de la plaie, lorsque les muscles, presque entièrement fibreux, commandent une articulation ankylosée et que dès lors leur utilité fonctionnelle est annulée.

Cela fait, au lieu de tamponner directement la cavité osseuse, nous pouvons, en tamponnant « entre cuir et chair » appliquer les muscles contre l'os par la pression de notre tamponnement, tout en luttant par le même moyen contre la tendance constante de la peau à l'introversion.

Lorsque tous les clapiers nous paraissent mis à jour, lorsque l'os restant nous paraît partout compact, sans petits points d'ostéite raréfiante appréciables à l'œil nu, nous pouvons même *tenter la réunion immédiate* partielle ou totale de la peau qui, libérée comme il vient d'être dit, peut être affrontée ; un gros drain sera placé soit jusque dans la cavité osseuse, soit entre la peau extroversée et les muscles introversés.

Cette réunion est toujours aléatoire, car il faut savoir que, dans les plaies de guerre, nous assistons, après intervention opératoire, à des reviviscences microbiennes qui, de longs mois après la blessure, nous étonnent par leur ténacité ; nous revoyons le pus bleu, et même le sphacèle superficiel des tranches de section ; la suppuration est abondante et fétide ; une mince nécrose partielle des surfaces osseuses évidées n'est pas rare. Il faut donc une surveillance attentive.

Le danger principal vient toujours de l'épanchement sanguin, si facile à infecter. On aura donc soin de le réduire au minimum en exerçant une compression méthodique sur la peau suturée, à l'aide de compresses disposées à cet effet.

Si la réunion réussit, on enlève le drain au bout de 7 à 8 jours et par exception la guérison définitive est ainsi obtenue. La plupart du temps il persiste, pendant un temps impossible à préciser, une fistulette peu à peu tarie. Souvent, ou bien la fistule persiste, ou bien elle se rouvre après cicatrisation temporaire : et elle se ferme soit spontanément après élimination d'un petit séquestre, soit après une ou deux retouches opératoires légères, qui cette fois méritent le nom de curettages. Il n'est point rare, en effet, qu'on ait oublié un petit séquestre dans un recoin ; ou bien qu'en nettoyant la cavité à la curette on y ait laissé quelques petites esquilles vouées à la mortification ; ou bien qu'il se produise à la surface, surtout sur les points sailllants, de petites nécroses secondaires. Ce n'est pas, cependant, un motif pour proscrire, en principe, toute tentative de réunion : on peut gagner beaucoup de temps, au prix d'une opération complémentaire sans importance.

Souvent la réunion échoue : l'épanchement sanguin est abondant ; la peau rougit et s'enflamme. Il faut alors tout de suite faire sauter la suture et tamponner.

Ces règles générales doivent être ajustées à diverses nécessités locales, qui tiennent avant tout aux rapports anatomiques de l'os opéré : ceux-ci régissent avec rigueur nos voies d'accès ; et aussi, quoique moins, nos procédés opératoires.

a) **Diaphyse d'un os long ayant une face superficielle dans toute son étendue.** — C'est le cas du tibia (face interne), du cubitus (face postérieure), de la clavicule (face antérieure).

Il est très facile d'aborder ces os, sur toute leur longueur, par une incision longitudinale à mi-largeur de cette face, qu'on libère entièrement à la rugine, qu'on ouvre en gouttière et qu'on aplanit en abattant les deux lèvres de cette gouttière. Toute opération conduite autrement, par une fistule qui ne siège pas sur cette ligne d'élection, est forcément mauvaise. La voie est la même pour évider les deux épiphyses.

Lorsque la cavité est franchement diaphysaire, que l'on a pu rétrécir l'hyperostose, souvent très large au tibia, que l'on a bien abattu en biseau les deux bouts de la gouttière, les deux lambeaux cutanéo-périostés retombent assez bien sur l'os avivé et s'ils sont assez lâches on peut tenter la suture, avec pansement compressif.

b) **Diaphyse d'un os partout entouré d'un manchon musculaire.** — C'est le cas du fémur et de l'humérus.

Pour aborder ces os, on doit se souvenir de leurs rapports avec les vaisseaux et les nerfs.

Au *fémur*, les fistules s'ouvrent souvent en dedans ou (pour la partie inférieure) en arrière. Or dans ces régions l'artère nous empêche de manœuvrer à notre guise, de donner à notre incision une longueur suffisante. La seule bonne incision est l'incision franchement externe, que l'on peut tirer au besoin du grand trochanter au condyle externe. La partie à dénuder et à réséquer est, en principe, la demi-circonférence antéro-externe de l'hyperostose, et dans la cavité va s'affaisser le quadriceps fémoral, doublé de périoste; ce à quoi on aide par compression avec un tampon de gaze. Si le genou est ankylosé, on favorise quelquefois cet affaissement par un débridement transversal du quadriceps devenu inutile.

A l'*humérus,* diverses régions sont à considérer.

En haut, si l'épaule n'est pas ankylosée, il est indispensable de ménager le nerf circonflexe, qui innerve le deltoïde. On agira donc par une incision longitudinale antérieure, dans le sillon delto-pectoral, ou en sacrifiant au besoin quelques faisceaux antérieurs du deltoïde.

Cette incision, contre le bord externe du biceps, peut être prolongée jusqu'en bas, le long de la face anterieure de l'os. à travers les fibres du brachial antérieur. C'est la seule bonne pour le tiers moyen de l'os, à cause du trajet spiroïde du radial autour des autres faces.

On peut profiter des fistules externes au tiers supérieur de la diaphyse, derrière le bord postérieur du tendon deltoïdien. On abat ainsi à volonté la paroi antérieure ou la paroi externe de la cavité et l'on y fait affaisser le deltoïde, sectionné au besoin en travers si l'épaule est ankylosée.

Pour la moitié inférieure de la diaphyse, l'accès est large par une ou au besoin par deux incisions latérales alignées verticalement au-dessus de l'épitrochlée et de l'épicondyle — en se souvenant que l'incision externe ne doit pas remonter au-dessus du tiers inférieur de la diaphyse, à cause de l'émergence du nerf radial.

S'il y a une fistule postérieure au tiers inférieur, l'incision verticale traversant le triceps est excellente. Au tiers supérieur, entre le circonflexe et le radial, elle est utilisable, mais rendue incommode par l'épaisseur des muscles.

En ces régions à matelas musculaire épais on se trouvera quelquefois bien soit du tamponnement « entre cuir et chair » soit de la suture avec drainage.

Au *radius,* on attaque par la face externe, très superficielle, entre les muscles faciles à écarter. L'épiphyse inférieure sera attaquée soit en dehors, soit en arrière.

La face chirurgicale du *péroné* est la face externe, en passant entre les péroniers et les muscles postérieurs (cloison intermusculaire externe) et en sachant que le nerf sciatique poplité externe contourne le col du péroné.

c. **Épiphyses et os courts.** — Je me suis déjà suffisamment expliqué sur l'ostéite diffuse de ces masses spongieuses, sur l'impossibilité d'abattre complètement une paroi, sur la nécessité du tamponnement méthodique et sur la lenteur de la cure. Je ne reviendrai donc pas, en particulier, sur les grosses épiphyses du genou. Mais quelques détails sont à donner pour les os du pied.

Au pied, pour toutes les opérations sur le tarse postérieur et le cuboïde, la meilleure incision est l'incision externe; pour les cunéiformes et le scaphoïde, l'incision dorsale ou interne. Ces incisions sont longitudinales et permettent de bien ménager les tendons. En principe, on doit respecter la face plantaire.

Les ostéites du calcanéum sont fort rebelles. L'évidement laisse une cavité difficile à combler et quelquefois on est amené à réséquer l'os en masse sur une plus ou moins grande étendue. Le drainage de part en part, par une contre-ouverture interne en arrière de la gouttière tendino-vasculaire, est facile à réaliser.

Après les évidements portant sur le tarse antérieur et les

extrémités postérieures des métatarsiens, que ces évidements aient été précoces ou tardifs, il faut immobiliser pendant très longtemps le pied à angle droit dans un appareil plâtré à fenêtres ou à pont, pour éviter une complication fort ennuyeuse : l'équinisme de l'avant-pied, par flexion dans la médio-tarsienne désorganisée. Cela se produit par la rétraction progressive des

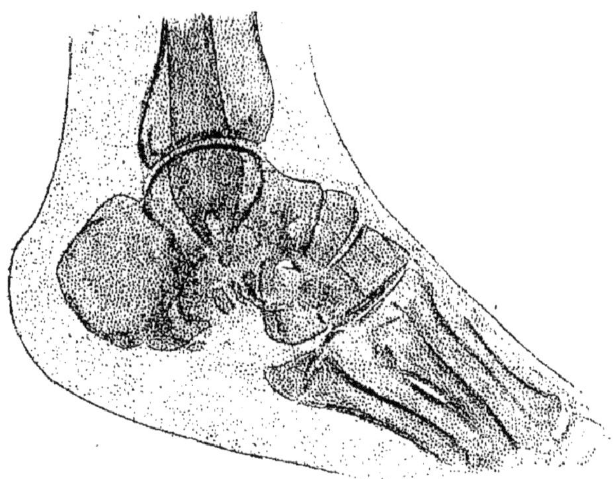

Fig. 95. — Homme de 24 ans. Eclat d'obus le 22 juin 1915. Abcès successifs et fistules persistants. Radio du 2 mars 1916. Ostéite raréfiante et séquestres. Equinisme avec léger varus. Évidement le 27 mars. Réformé avec petite fistule le 28 juillet.

muscles et aponévroses plantaires, enflammés puis sclérosés, et c'est comparable, avec plus d'abaissement de la pointe et moins d'attraction du talon en avant, au pied creux talus bien connu de certaines paralysies infantiles. Quelquefois la perte de substance osseuse et la rétraction plantaire sont telles que la déviation se produit même après immobilisation prolongée, insuffisante pour obtenir l'ankylose dans la rectitude. Que ç'ait été inévitable ou dû à un traitement mal dirigé, on redresse la difformité par une tarsectomie transversale — rectangulaire, s'il n'y a pas de varus, cunéiforme s'il y a du varus — facile à exécuter par incision longitudinale à la jonction de la face dorsale et de la face externe, comme d'ailleurs toutes nos tarsectomies pour pied-bot.

d. **Os plats.** — Les hyperostoses et cavités de la *crête iliaque* sont mises à jour et réséquées par une incision parallèle à la crête iliaque. On met à nu la *fosse iliaque externe* par une incision parallèle aux fibres du grand fessier.

A l'*omoplate,* les deux lieux d'élection des séquestres invaginés sont le bord axillaire et l'épine, où j'ai vu plusieurs fois des cavités s'enfoncer dans la racine de l'acromion.

e. **Articulations ankylosées, lésions fistuleuses des deux épiphyses.** — Presque toujours les fistules conduisent directement sur le point osseux malade et peuvent être utilisées, avec débridement longitudinal, pour faire passer la curette ; dans les masses spongieuses, le burin est presque toujours inutile.

S'il faut une opération plus complète, plus étendue, on tracera les incisions classiques de résection.

Si l'articulation est ankylosée en position vicieuse, on la redressera par une résection modelante, d'étendue et de forme variable suivant le redressement que l'on veut obtenir ; et en sachant que le retour de mouvements est très problématique.

*
* *

J'ai décrit l'évidement osseux tel qu'il faut le pratiquer immédiatement pour les ostéomyélites fistuleuses que l'on a laissé s'aggraver, faute d'avoir pris une décision opératoire en temps voulu, sur des blessés qui traînent d'hôpital en hôpital pendant un an et plus. On obtient presque toujours un résultat plus rapide, et avec une opération plus limitée, si le blessé a pu être, depuis le début, soigné avec continuité par un chirurgien de métier, qui sait pratiquer à temps, ni trop tôt ni trop tard, les opérations primitives ou secondaires nécessitées par ces graves lésions.

Les radiographies des figures 96 à 100 sont celles de sujets que j'ai eus à traiter dès le début — arrivés d'ailleurs gravement infectés dans mon service. Celles de la fracture du fémur se passent de commentaire, sauf pour faire voir, par les dates, que la longueur de la cure est à prévoir, dans ces cas, même entre les mains d'un chirurgien qui se croit compétent en chirurgie osseuse.

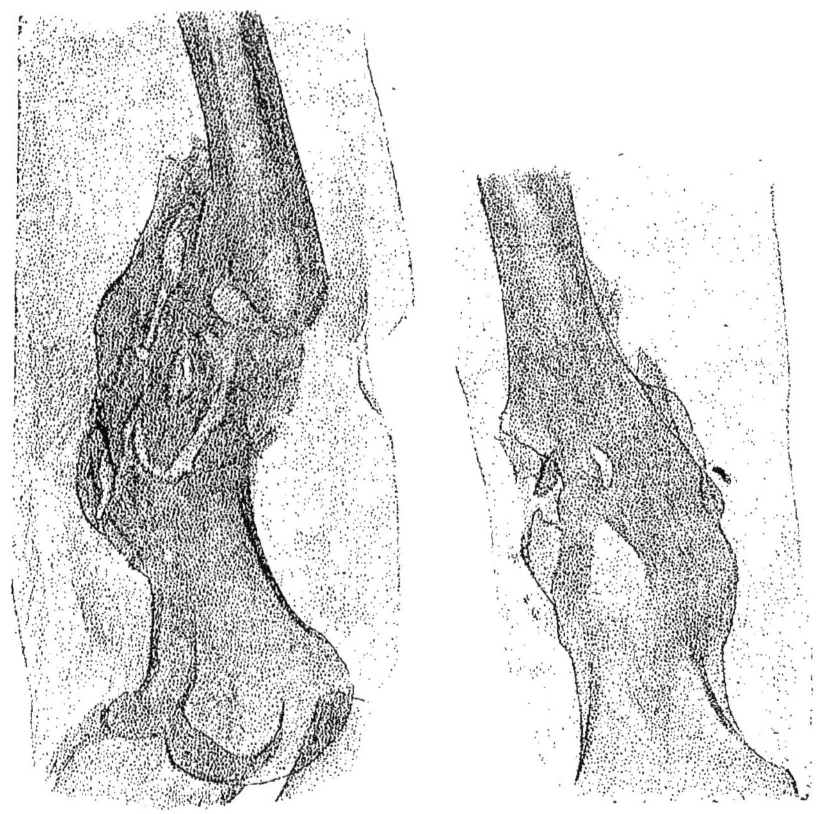

Fig. 96.   Fig. 97.

Fig. 96 et 97. — Homme de 28 ans; éclat d'obus le 14 mai 1915. Débridement et ablation d'esquilles pour phénomènes phlegmoneux graves le 15 mai. Appareil de Delbet. Issue spontanée de plusieurs petits séquestres. Evidement (8 séquestres) le 3 septembre 1915; puis les 29 novembre 1915 et 5 janvier 1916. Radios des 3 novembre 1915 et 16 février 1916. Cicatrisé fin juillet 1916.

Celles des figures 98 à 100 ont pour but de montrer que pour ces fractures infectées du coude, sans vouloir conclure à ce qu'aurait pu donner la résection immédiate avant l'infection

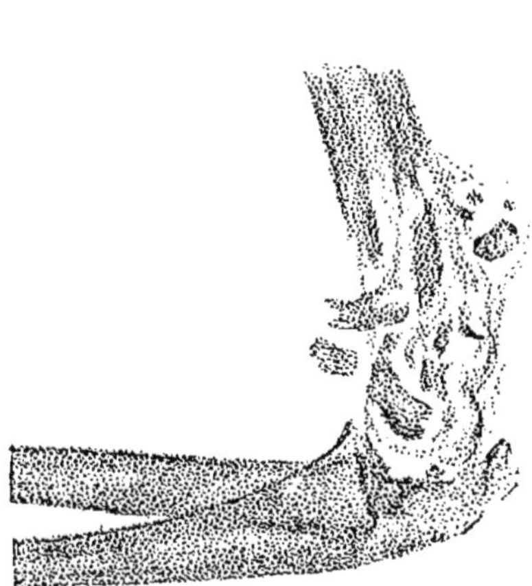

Fig. 98.

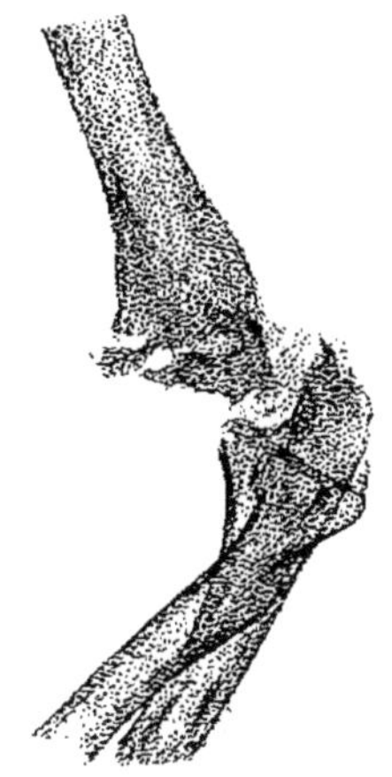

Fig. 99.

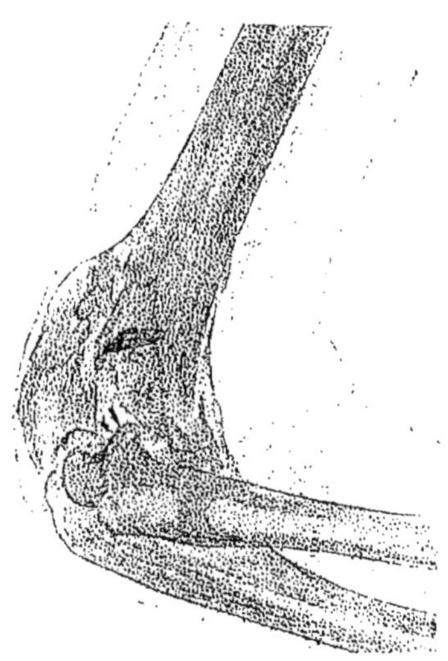

Fig. 100.

Fig. 98. — Homme, 31 ans, éclat d'obus le 28 septembre 1915 ; broiement de l'extrémité inférieure de l'humérus par vaste plaie postéro-externe ; arthrite suppurée avec pus gazeux ; débridement ; large drainage, ablation d'esquilles libres et adhérentes. Radio le 26 décembre. Cicatrisé, avec pseudarthrose du coude, le 10 février 1916. Revu le 8 septembre (fig. 99), coude ballant pour les mouvements de latéralité et pour l'extension. La flexion active atteint avec assez de solidité l'angle droit. Le nerf radial, qui a été temporairement paralysé, a repris son activité ; le nerf cubital reste paralysé.

Fig. 100. — Homme, 23 ans ; balle le 25 septembre 1915 ; accidents phlegmoneux graves. Radio du 25 mars 1916. Evidement d'une cavité contenant un séquestre le 3 avril 1916. Guéri le 29 mai 1916 avec ankylose du coude et paralysie radiale.

déclarée, je m'en suis tenu au nettoyage des esquilles et séquestres, sans résection proprement dite. Si les délabrements osseux ne sont pas trop considérables l'ankylose à angle droit (fig. 100) est une solution meilleure que la plupart des coudes, mal emboités, fournis par la résection secondaire et dont on a un exemple (fig. 98 et 99) dans un cas où l'étendue du fracas osseux (extrémité inférieure de l'humérus) était énorme.

Cela dit, je terminerai par quelques mots sur la manière dont j'ai eu coutume de me comporter dans un service où les blessés les plus « frais » n'arrivent qu'au bout de 2 à 5 jours — (au début de la guerre ni opérés ni appareillés) — donc à un moment où l'on ne saurait avoir pour objectif de prévenir les complications infectieuses.

S'il n'y a pas suppuration de la fracture, il est évident qu'il ne faut pas opérer, mais seulement immobiliser comme pour une fracture simple. Mais il faut être averti que la suppuration secondaire est possible ; elle est d'ordinaire médiocrement intense. Elle s'observe surtout, mais pas fatalement, lorsque des corps étrangers sont restés dans l'os ou autour de lui, comme cela se voit en particulier pour certaines plaies par balle, lorsque la chemise s'est rompue et que le plomb s'est fragmenté. Mais dans ces conditions l'enkystement est possible : il ne faut donc pas intervenir tout de suite et de parti pris, mais attendre, l'arme au pied, les phénomènes phlegmoneux. D'autant mieux que si l'extraction de la chemise est facile, et le plus souvent indiquée à un moment donné, on ne saurait songer à enlever toute la poussière de plomb que révèle la radiographie. Celle-ci, d'ailleurs, ne nous renseigne pas toujours avec exactitude, car il suffit d'une mince tache de métal ayant non point incrusté mais coloré une esquille sur laquelle le plomb a frotté au passage, pour que celle-ci devienne opaque aux rayons X et donne l'aspect d'un véritable corps étranger métallique.

Ces fractures sont à surveiller de très près : température prise avec soin ; résorption de l'infiltration sanguine toujours considérable ; œdème et aspect phlegmoneux des parties molles ; volume et sensibilité du cal ; degré d'infection de l'orifice d'entrée. Un peu de suppuration à cet orifice doit faire craindre l'extension de l'inflammation à l'os, mais cette extension pourra être lente, se produire lorsque la consolidation sera déjà très avancée, et il n'y a pas intérêt à agir trop tôt, à ouvrir largement le foyer pendant la période d'infiltration sanguine où la diffusion inflammatoire est particulièrement facile.

Notre conduite sera la même si, sans corps étrangers enclavés, la plaie est large et la suppuration modérée. Notre intervention immédiate est en somme régie avant tout par la gravité des phénomènes phlegmoneux du côté des parties molles : quand on est amené à débrider et à drainer celles-ci, on enlèvera en même temps tout ce que l'on pourra d'esquilles libres, et aussi d'esquilles adhérentes, car celles-ci sont à peu près sûrement vouées à la nécrose au milieu du phlegmon.

Mais cette opération, qui limite l'ostéomyélite traumatique, ne l'arrête pas entièrement et il est de règle, presque sans exception, qu'il y ait des séquestres par nécrose secondaire des pointes osseuses, à supposer que l'on ait réussi à enlever toutes les esquilles primitives. La fracture deviendra donc forcément fistuleuse, et une opération secondaire sera indispensable, mais on ne se hâtera pas trop de la pratiquer et on attendra, en ouvrant sans toucher à l'os la plupart du temps, les abcès qui souvent se produisent autour du foyer osseux infecté. Il faut en effet que la séquestration ait le temps de se faire, car tant qu'elle n'est pas achevée on ne peut pas déterminer les limites de la nécrose ; et d'autre part pendant qu'elle se produit les fragments osseux servent de tuteur à la gaine périostée qui, en s'ossifiant, va rétablir la continuité du levier brisé. Chez les sujets jeunes, on est quelquefois étonné du degré que peut atteindre la régénération, après des fracas qui faisaient redouter la pseudarthrose.

Donc, on enlève à la pince les séquestres que l'on voit apparaître successivement dans la plaie, mais on n'évide pas l'os de trop bonne heure : pas trop tard non plus, pour que ne s'aggrave pas, autour des séquestres inclus, l'ostéite raréfiante à marche progressive. Le temps nécessaire à la séquestration est à peu près proportionnel au volume de l'os : pour une fracture du fémur, il faut compter de 2 à 3 mois, pour une fracture du cubitus ou du radius, de 5 à 6 semaines. A ce moment la fracture est fistuleuse, et, après vérification radiographique, on pratiquera l'ablation des séquestres et l'évidement de la cavité.

La cicatrisation après cela est presque toujours lente ; il n'est pas rare, pour un os volumineux, qu'elle demande 5 à 6 mois : au total, par exemple, nous mettons souvent 8 ou 10 mois pour guérir, à dater du jour de la blessure, une fracture du fémur. Et cela pourra être plus long si, après évidement, une fistule continue, ce qui nécessite une retouche, quelquefois plusieurs, à 6 semaines ou deux mois d'intervalle.

Soyons avertis, également, que les récidives d'abcès et de fistule ne sont pas rares, après une guérison apparente parfois longue. Et si, dans une dizaine d'années on me montrait de ces os, des fémurs en bas surtout, qui suppureraient encore de façon continue ou intermittente, malgré des opérations successives et bien conduites, qui seraient, en somme, pratiquement incurables, je répondrais que ma vieille connaissance, l'ostéo-myélite spontanée de l'enfance, m'avait fait prévoir ces cas.

Elle m'a aussi fait prévoir ceux qui, exceptionnels sans doute, nécessitent l'amputation tardive, les évidements répétés les plus larges ayant été impuissants à arrêter l'envahissement progressif de l'os. J'ai dû ainsi sacrifier trois cuisses, désarticuler une hanche, après avoir vainement tenté de tarir une suppuration accompagnée de septicémie chronique. Ces quatre opérés ont guéri.

CHAPITRE III

COMPLICATIONS ARTICULAIRES ET MUSCULO-TENDINEUSES

Chez un nombre considérable des blessés guéris d'une fracture par arme à feu, les articulations voisines — même respectées par le trauma initial — sont ankylosées ou tout au moins fort gênées dans leurs fonctions, par des lésions qui atteignent soit leurs éléments propres, soit leurs muscles moteurs.

Trop souvent, on dirige ces blessés en bloc sur un centre de physiothérapie où, trop souvent aussi sans examen précis, on les soumet au traitement complet : massage, électricité sous diverses formes, balnéation et douches, mobilisation manuelle ou instrumentale. Or tous ces moyens, dont l'utilité est dans certaines conditions considérable, dans certaines autres sont inefficaces ou même nuisibles : et j'ai eu le regret de constater que bien des fois leur administration ne fut pas prescrite avec tout le discernement nécessaire.

L'appréciation est délicate, je le sais, parce que les facteurs dont il faut tenir compte sont multiples et souvent contradictoires ; parce que si on cherche à établir des formes cliniques d'après la nature anatomique et la cause des lésions, on ne tarde pas à constater que le chevauchement habituel des diverses catégories les unes sur les autres met en défaut nos classifications schématiques.

I. — VARIÉTÉS ANATOMIQUES DES ANKYLOSES, RAIDEURS ET DÉVIATIONS ARTICULAIRES.

On appelle *ankylose* la limitation des mouvements d'une articulation dans un sens quelconque. Et la première notion à retenir est que *l'ankylose n'est constituée qu'à partir du moment où le processus pathologique causal est guéri*; pour avoir méconnu cette définition, on a souvent commis des erreurs graves de thérapeutique. Tant que le processus causal n'est pas éteint, en effet, c'est lui qu'il faut traiter.

L'ankylose ainsi définie comprend donc tous les degrés depuis la simple diminution d'un mouvement jusqu'à la suppression complète de tout mouvement. D'où la division clinique en *ankyloses complètes* et *ankyloses incomplètes*.

Si maintenant nous voulons établir une classification anatomique, nous avons à distinguer deux variétés, selon que la lésion causale est intra-articulaire ou extra-articulaire.

1° *Lésions intra-articulaires.* Ces lésions sont le résultat d'une *arthrite*, plastique, séreuse ou suppurée, ayant eu les conséquences anatomiques suivantes :

a. Les cartilages d'encroûtement s'ulcèrent, disparaissent, et entre les surfaces osseuses mises à nu s'établissent des soudures soit osseuses, soit fibreuses.

L'ankylose osseuse, qui est habituelle après l'arthrite suppurée de l'adulte, est forcément une ankylose complète.

L'ankylose fibreuse interosseuse, rare dans ces conditions, est presque toujours serrée et pratiquement complète.

b. A côté d'elle vient, dans la classification théorique, l'oblitération, par inflammation plastique, des culs-de-sacs synoviaux, la rétraction des appareils ligamenteux, souvent associées au dépoli et à la déformation des surfaces articulaires. D'où une ankylose presque toujours incomplète, quelquefois pratiquement complète.

La maladie originelle est une arthrite ; mais lorsque les surfaces articulaires restent intactes, ou à peu près, avec seulement un peu de dépoli par arthrite sèche, les adhérences de la synoviale et les rétractions ligamenteuses doivent être cliniquement rapprochées des ankyloses d'origine péri-articulaire.

2° *Lésions extra-articulaires.* Elles portent soit sur les os, soit sur les parties molles péri-articulaires.

a. Lorsque, dans une jointure, une **extrémité osseuse** est déformée, soit par un cal vicieux, soit par une hyperostose d'origine inflammatoire il en résulte une gêne mécanique des mouvements.

Le type le plus net nous en est fourni, pour les cals vicieux, par les fractures supracondyliennes de l'humérus, lorsque la pointe diaphysaire mal réduite arrête le mouvement de flexion de l'avant-bras sur le bras.

Pour les hyperostoses inflammatoires, le type classique est celui de l'ankylose incomplète du genou consécutive à l'ostéo-myélite de l'extrémité inférieure du fémur. Devant jouer autour du fémur comme la jugulaire d'un casque au-dessous du menton, le tibia se trouve arrêté si la saillie fémorale est augmen-tée de volume. D'autant plus qu'à cela se joint, à un degré plus ou moins accentué, l'induration fibreuse et la rétraction de la synoviale, des ligaments, l'articulation ayant toujours été enflammée au voisinage de l'os malade. Il y a donc asso-ciation de lésions péri-articulaires et intra-articulaires, mais celles-ci sont de second plan. Et le fait à retenir est que la lésion extra-articulaire est osseuse, immuable, qu'elle consti-tue au mouvement un arrêt mécanique dont aucune manœu-vre de mobilisation ne saurait venir à bout.

b. **Les lésions des parties molles péri-articulaires** portent sur tous les éléments conjonctifs de la région, sur les plans cellulaires qui s'épaississent et s'indurent, sur les gaines syno-viales qui s'oblitèrent et adhèrent aux tendons rétractés, sur les masses musculaires voisines qui s'atrophient et deviennent fibreuses. En même temps, comme il vient d'être dit pour les hyperostoses d'ostéomyélite, l'inflammation gagne plus ou moins, de dehors en dedans, les ligaments et les culs-de-sacs de la synoviale. Par exception, les parties molles péri-articu-laires s'ossifient par places, en des sortes de ponts qui, jetés d'un os à l'autre, constituent l'*ankylose cerclée*, osseuse, com-plète, définitive sauf intervention opératoire.

Nous arrivons donc, ici encore, à une association de lésions péri et intra-articulaires, mais l'origine est une sclérose péri-articulaire, curable ou améliorable sans opération osseuse.

On comprend ainsi que l'on puisse donner jusqu'à un certain point, avec les réserves que je viens de faire, un substratum anatomique à la division clinique en *raideurs articulaires* et *ankyloses proprement dites.*

Les *raideurs,* presque toujours d'origine extra-articulaire, sont dues avant tout à la sclérose des parties molles.

Les *ankyloses proprement dites* sont dues avant tout à des altérations des extrémités osseuses.

2° *Lésions musculo-tendineuses.* — J'ai parlé, jusqu'à présent, des lésions articulaires proprement dites, par inflammation suppurée ou plastique, soit de la jointure, soit des parties molles qui l'entourent. Il faut tenir compte, en outre, des *déviations articulaires à distance,* par *rupture de l'équilibre normal entre les groupes musculaires qui régissent les mouvements de l'articulation.*

Deux cas sont possibles :

La paralysie de certains muscles, dont les antagonistes deviennent prédominants ;

La rétraction ou la contracture de certains muscles, qui attirent à eux le levier mobile sur lequel ils s'insèrent.

Tout le monde connaît, par exemple, la chute du poignet dans la paralysie radiale ; la chute du pied dans la paralysie du nerf sciatique poplité externe. Ces cas, chirurgicalement très spéciaux, sont à étudier à propos des lésions traumatiques des nerfs, dans leur forme pure tout au moins. Mais en chirurgie de guerre nous les voyons souvent s'accompagner d'enraidissement secondaire rapide, par suite de *scléroses musculaires, tendineuses et ligamenteuses* sur lesquelles je dois insister.

D'après ce que j'avais appris en chirurgie civile, je n'y vois pas de différence en ce qui concerne les lésions consécutives aux *suppurations graves,* aux *phlegmons diffus.* Les atrophies musculaires, les pertes de mouvement dans les parties correspondantes aux tendons exfoliés et adhérents, n'ont ici rien de spécial. Nous connaissions avant la guerre les altérations consécutives aux phlegmons diffus du membre supérieur, ces doigts violacés, à peau amincie et refroidie, raidis en baguette de tambour ; ces poignets raidis souvent en demi flexion et en demi-pronation. Et lorsque, par hasard, on dissèque un de ces membres, on voit à l'avant-bras des masses musculaires gris rosé, fibreuses, où le rouge normal a presque entièrement disparu ; les plans conjonctifs de glissement sont oblitérés et fibreux, transformés en une gangue qui comprime les nerfs et les vaisseaux rétrécis ; les gaines tendineuses sont adhérentes aux tendons correspondants ; les ligaments articulaires sont durs et rétractés ; à la longue, sous l'influence d'une immobilisation en position souvent vicieuse, les cartilages se dépolissent.

Ce qui me semble assez particulier aux plaies de guerre, c'est l'*atrophie avec sclérose et rétraction de certains muscles qui n'ont subi qu'une atteinte légère,* un seton par balle, par exemple. Il va sans dire que la suppuration du trajet rend plus nombreuses les chances de cette *myosite sclérosante progressive,* mais j'ai observé le fait plusieurs fois, au triceps sural surtout, traversé transversalement par une balle, le trajet n'ayant pas suppuré et s'étant cicatrisé en quelques jours sous la croûte de deux orifices punctiformes. C'est quelque chose de comparable à la sclérose envahissant tout le muscle sterno-cléido-mastoïdien après rupture obstétricale et aboutissant au torticolis léger ou grave, avec transformation fibreuse pouvant atteindre le muscle sur toute son épaisseur et sur toute sa longueur.

Cette sclérose du torticolis a fait couler des flots d'encre, parce qu'elle est singulière dans l'histoire des ruptures et plaies aseptiques des muscles ; et je sais qu'on a invoqué l'action obligatoire de la syphilis héréditaire, en reléguant au second plan, en contestant même l'influence d'une rupture musculaire d'origine obstétricale. Mais j'avoue que cette pathogénie n'est pas encore, à mon sens, clarifiée sans discussion : pas plus que celle des rétractions certainement traumatiques dont je viens de parler, rétraction avec induration et atrophie du corps musculaire entier, tout à fait hors de proportion avec la blessure initiale. J'ajoute que cela se produit sans aucune altération nerveuse appréciable, l'intégrité des troncs principaux étant cliniquement certaine.

C'est peut-être, comme cela a été soutenu d'ailleurs pour le torticolis obstétrical, une forme de cette bizarre rétraction ischémique que nous observons de temps à autre à la suite des fractures fermées, chez les sujets jeunes surtout, et presque exclusivement après les fractures du coude et de l'avant-bras.

Il peut d'ailleurs suffire, sans fracture, d'une contusion ou d'une rupture musculaire, avec hématome volumineux ; ou de l'œdème trop longtemps maintenu au-dessous d'un garrot ; car il semble que l'ischémie soit la cause initiale de la dégénérescence du muscle, d'où le rôle nocif possible de certains appareils trop serrés ; d'où, sans que ce facteur intervienne, l'évolution de la lésion après des lésions traumatiques à gonflement volumineux, avec infiltration sanguine et œdème diffus, comprimant les vaisseaux et aussi, jusqu'à un certain point, les troncs nerveux principaux.

Ce n'est pas le lieu de discuter ici le rôle exact et le mode de production de l'ischémie, de nous demander si elle est primitive ou consécutive, si elle agit exclusivement et directement sur la fibre musculaire, si les nerfs, à l'origine hors de cause, ne subissent que des altérations par compression secondaire. Je voulais seulement mettre ces faits en série avec les dégénérescences scléreuses que nous observons souvent dans les muscles après les plaies de guerre, qu'il y ait ou non fracture concomitante, que la suppuration ait été grave, légère ou même nulle.

Les articulations déviées par rupture d'équilibre musculaire ont coutume de rester saines, au moins fort longtemps : c'est-à-dire qu'elles se redressent sans peine après ténotomie. Nous voyons cela tous les jours dans les pieds-bots de la paralysie infantile : et quand il y a obstacle à la réduction, c'est un obstacle non inflammatoire, par déformation des os vicieusement que modèlent les pressions anormales.

Après les blessures de guerre les jointures primitivement saines semblent se raidir pour leur propre compte, en position vicieuse, avec une facilité toute particulière. Elles subissent sûrement une inflammation subaiguë. C'est que même lorsqu'il n'y a pas fracture, même lorsque la plaie ne suppurera pas, on est frappé, dans ces blessures, de l'intensité relative du gonflement immédiat, de l'infiltration sanguine, d'un œdème dur, au premier abord phlegmoneux. Cela est au maximum en cas de fracture infectée : et l'œdème est considérable, par exemple, à la jambe et au pied, à l'avant-bras et à la main, en cas de fracture du fémur ou de l'humérus.

Nous ne savons pas jusqu'à quelle distance, au-dessous comme au-dessus du foyer phlegmoneux, cet œdème est infecté, susceptible de se terminer par sclérose inflammatoire et non par résorption simple. Mais sûrement il est parfois infecté : et j'ai été très frappé par un fait rare, en tous cas unique dans ma pratique, mais que je crois intéressant. Chez un homme atteint de fracture extrêmement grave du fémur, j'ai redressé manuellement sous chloroforme, mois après la blessure, le pied qu'on avait laissé raidir en équinisme, et j'ai provoqué ainsi une arthrite aiguë suppurée de la tibio-tarsienne.

Ce cas brutal, à infection latente, mais grave et ne cherchant que l'occasion de se réveiller, nous fait comprendre pourquoi, dans nombre de ces déviations articulaires par sclérose musculaire à distance, il y a en même temps raideur de la jointure, par arthrite et péri-arthrite. A l'attitude vicieuse s'est ajouté un processus inflammatoire subaigu ou chronique.

II. — TRAITEMENT DES ANKYLOSES ET RAIDEURS ARTICULAIRES

A. — *Traitement préventif.*

Toutes les fois qu'une articulation est directement enflammée, soit parce qu'elle est elle-même blessée, soit parce qu'elle est au voisinage immédiat d'une fracture épiphysaire, nous devons prévoir, tout en traitant l'arthrite, l'ankylose à peu près certaine, partielle ou totale. Nous devons donc diriger cette ankylose de façon à la rendre compatible avec un bon fonctionnement du membre, après cicatrisation des plaies.

Le point de départ, dans le traitement de toute arthrite est l'*immobilisation* aussi rigoureuse que possible de la jointure enflammée.

a. — Cette proposition n'est guère contestée pour les *arthrites suppurées*, que nous devons fixer dans le plâtre aussitôt que cela est compatible avec la surveillance des fusées phlegmoneuses dans les parties molles, avec la disposition des plaies accidentelles ou chirurgicales. Et avant cet appareillage définitif, qui souvent nécessitera l'anesthésie, nous nous efforcerons, par des moyens appropriés à chaque cas particulier (extension continue, attelle mobile, pansement avec une bande de tarlatane amidonnée), de nous en rapprocher le plus possible et d'empêcher l'articulation de se mettre en position vicieuse, comme elle le fera presque sûrement si on n'y prend garde.

Les positions vicieuses spontanées habituelles, sont, pour les grandes articulations :

A la hanche, la flexion, adduction, rotation interne ;

Au genou, la flexion ;

Au pied, l'équinisme ;

Au coude, la demi-extension en pronation ;

Au poignet, la demi-flexion.

Or : 1° Ces attitudes sont peu favorables pendant l'évolution de l'arthrite ;

2° Elles sont mauvaises, après ankylose, pour le fonctionnement du membre.

Les attitudes, qui, avec certitude, calment le mieux la douleur et l'inflammation, et qui, après ankylose, sont les meilleures fonctionnellement, sont :

A la hanche, l'attitude verticale du fémur ;

Au genou, la rectitude :

Au pied, l'angle droit sur la jambe (et même l'angle légèrement aigu) :

Pour l'épaule, le bras collé au corps ou légèrement écarté :

Pour le coude, l'angle droit en demi-pronation ;

Pour le poignet, pour un doigt, la rectitude.

Je n'ignore pas qu'on a voulu, au poignet, systématiser

l'extension à 25° ou 30°; au coude l'extension à 135° en pronation, sous prétexte que, dans certains travaux manuels, elles donnent le meilleur rendement mécanique. Pour presque tous les actes de la vie quotidienne — ne fût-ce que pour manger — ces attitudes sont défectueuses et par conséquent à proscrire, en dehors de quelques conditions professionnelles spéciales.

Une ankylose complète du pied est compatible avec une marche passable si le pied est à angle droit sur la jambe; avec une marche assez bonne si cet angle est légèrement aigu, donc avec un certain degré de talus. En cas de raideur simple, avec quelques mouvements conservés, il faut que la flexion atteigne au moins, et mieux dépasse l'angle droit. Ankylose ou raideur à angle obtus, c'est-à-dire en équinisme, constituent une infirmité grave. Le premier résultat mécanique est alors un allongement du membre. Cela peut être favorable pour compenser un raccourcissement : on met sous la plante du pied une semelle oblique, surélevée en arrière. Mais si le membre a conservé sa longueur, cela impose la marche sur les jointures métatarso-phalangiennes, talon élevé : et le genou se fléchit pour corriger l'allongement. Que si, dans certains cas légers, le sujet marche en appuyant à plat la plante du pied, la jambe est alors oblique en haut et en arrière, d'où compensation par obliquité du fémur en haut et en avant, c'est-à-dire mise en tension puis déviation progressive du genou en attitude de genu recurvatum, avec laxité ligamenteuse.

b. — Lorsque l'articulation ne suppure pas, mais subit seulement une *inflammation séreuse ou plastique* au voisinage d'une épiphyse fracturée, beaucoup de chirurgiens — leur nombre a je crois diminué depuis la guerre — sont opposés à l'immobilisation. A mon sens, ils ont tort : l'immobilisation absolue, dans le plâtre, est, jusqu'à nouvel ordre, le meilleur moyen d'éteindre l'arthrite, de diminuer les chances d'ankylose et de restreindre son étendue. L'ankylose est le résultat non de l'immobilisation, mais de l'arthrite.

c. — Mais cela ne signifie pas que *l'immobilisation d'une articulation saine* soit toujours sans inconvénient. Cela dépend, pour beaucoup, de l'âge du sujet, de l'articulation en jeu et de la lésion traitée.

L'âge d'abord : chez l'enfant l'immobilisation d'une articulation saine ne laisse presque jamais de raideur ; nous le voyons tous les jours au genou, qui s'assouplit de lui-même en quelques semaines après avoir été plâtré pendant des mois à propos d'une coxalgie. Mais chez l'adulte il n'en est plus de même, surtout si l'articulation n'est pas immobilisée en bonne position, et d'autant plus que le sujet est plus âgé.

La prédisposition à la raideur est plus grande pour les petites jointures très serrées, en particulier pour celles des doigts : il est incontestable que certains adultes un peu âgés souffrent de raideurs assez gênantes de l'épaule, de raideurs très gênantes des doigts, pour avoir eu le membre entier immobilisé de façon trop prolongée et trop stricte, ne fût-ce que dans une écharpe à l'occasion d'une lésion limitée que l'on aurait fort bien pu, avec un peu d'attention, traiter en laissant en liberté presque tout le membre.

C'est pour cela que, dans le traitement des fractures par armes à feu, nous devons faire tout notre possible pour immobiliser au mieux la fracture elle-même tout en réduisant au minimum la prise de notre appareil sur les parties voisines. Les grands appareils plâtrés à pont ou à fenêtre, immobilisant tout le membre, sont de beaucoup les meilleurs, malgré l'avis de certaines « autorités » militaires, pour les blessés que l'on évacue à distance, soit immédiatement, soit quelque temps après une opération. Mais dans les hôpitaux de l'arrière, lorsque le blessé est définitivement en place, ils devront la plupart du temps être remplacés par d'autres. Pour le bras et la cuisse, en particulier, je crois que, toutes les fois que la disposition des plaies le permet, rien ne vaut les appareils d'extension à ressort que Delbet a imaginés ; à la jambe, on laissera le pied en liberté aussi vite que possible, en appliquant l'appareil de marche, en plâtre, en particulier sous la forme recommandée par Delbet.

Je sais, par expérience, qu'on ne fait pas toujours ce qu'on veut, que le phlegmon et l'ostéomyélite contrecarrent trop souvent nos projets. Mais dans la majorité des cas on peut sinon appliquer l'appareillage idéal, au moins s'en rapprocher. Je n'insiste pas davantage et m'en tiens à ces quelques principes généraux, la technique des appareillages ne rentrant pas dans le plan de ce volume.

Au membre supérieur, ai-je dit, les raideurs des doigts et de l'épaule ont pour origine fréquente l'abus de l'immobilisation en écharpe. Au membre inférieur la lésion fréquente et très gênante est l'équinisme avec léger varus, c'est-à-dire l'extension de l'articulation tibiotarsienne ; et sa cause habituelle est, au contraire, un défaut d'immobilisation.

Deux cas sont à considérer, selon que la blessure porte sur le pied ou sur une autre partie du membre inférieur.

Lorsqu'une ostéo-arthrite suppurée atteint le pied, le sujet abandonné à lui-même se couche la plupart du temps sur le côté malade (membre en rotation externe), quelquefois sur le côté sain (membre en rotation interne), mais dans un cas comme dans l'autre il fléchit le genou et étend le pied. Dans cette attitude il relâche les muscles et il évite le poids des couvertures.

Pendant la période aiguë, tant que le pied est phlegmoneux et gonflé, tant que les plaies sont largement ouvertes et abondamment suppurantes, nous sommes souvent obligés d'en passer par là. Mais aussitôt que cela est anatomiquement possible, nous devons, après anesthésie, immobiliser le pied à angle droit — ou mieux en léger talus — dans un appareil plâtré à pont ou à fenêtres ; et l'ankylose, à peu près fatale dans ces conditions, se produira en bonne position.

Les lésions de la jambe et de la cuisse, avec intégrité initiale du pied, aboutissent trop souvent au même résultat. L'équinisme est alors surtout à craindre s'il y a fracture, mais cela n'est pas indispensable, et il n'est pas rare à la suite de plaies des parties molles, voire à la suite de sétons qui n'ont pas suppuré. L'attitude instinctive de repos est en décubitus latéral sur le côté sain, comme dans le cas précédent, genou fléchi, pied tombant ; la contracture, puis la rétraction musculaire dont j'ai parlé plus haut entrent en jeu, l'attitude vicieuse se fixe, et enfin l'articulation se raidit. Les muscles profonds participent souvent à la rétraction et les orteils se mettent en griffe, ce qui aggrave notablement les troubles fonctionnels.

Et que l'on ne se figure pas qu'on évitera la difformité en supprimant le repos au lit. Bien au contraire, une cause importante de l'équinisme est le lever précoce, avec béquilles, des hommes atteints aux membres inférieurs. Redoutant, à cause de la douleur ou même simplement de la gêne, l'appui du membre sur le sol, ils fléchissent le genou et laissent pendre le pied. Dans le lit, couchés sur le côté malade ou sur le côté sain ils continuent à prendre la même position qui de la sorte se fixe, nuit et jour. Lorsque la plaie initiale est cicatrisée et indolente, les mouvements du genou reviennent presque toujours assez vite, mais l'équinisme persiste.

De la connaissance de ces causes résulte celle de la thérapeutique préventive : mettre le sujet en décubitus dorsal, genou en extension ; supprimer à l'aide d'un cerceau le poids des couvertures sur la pointe du pied ; relever le pied avec une sangle en étrier dès qu'on constate une tendance à la chute de la pointe ; ne pas hésiter à appliquer un appareil plâtré en talus léger si ce moyen simple ne suffit pas à maintenir la tibiotarsienne droite et souple ; ne permettre la marche que si on la juge possible sans béquilles, avec deux cannes, puis avec une seule, plante du pied bien à plat, au besoin avec l'appareil plâtré pour commencer.

Mieux vaut, en effet, prévenir que guérir, car la difformité est une des plus rebelles dans les cas accentués.

Cet équinisme par rétraction est différent de l'*équinisme par contracture,* lui aussi fréquent et rebelle.

Chez d'assez nombreux blessés on observe des contractures qui sont hors de proportion avec le siège et la gravité de la blessure. On les différencie cliniquement des paralysies en ce que, sur incitation quelquefois il est vrai assez vive, le sujet peut imprimer de petits mouvements aux orteils et même à la pointe du pied ; des rétractions, en ce que les muscles ont à la jambe leur volume et leur souplesse normales, les plans conjonctifs et la peau étant sains. L'attitude èst plus en varus et moins en équin que dans les cas précédents. L'assouplissement sous chloroforme est immédiat.

Des faits similaires existent au membre supérienr. Ils semblent rentrer dans le cadre des contractures psychiques, par hystérotraumatisme, et la part y est parfois très difficile à faire entre une maladie vraie (quelles que soient les obscurités actuelles sur son siège et sa cause) et une névrose simple ou même une simulation. Mais il est certain que parfois, après un redressement facile sous chloroforme, la difformité récidive, sitôt retiré l'appareil plâtré, même malgré toutes nos tentatives de suggestion, même lorsque le blessé n'y a aucun intérêt. Il est probable qu'un redressement précoce, dès les premiers signes de contracture, serait efficace.

B. — *Traitement curatif.*

1° *Ankylose vraie, complète.* — Il convient ici, pour presque tous les cas, de réunir les ankyloses intra-articulaires, osseuses ou fibreuses serrées, et les rares ankyloses osseuses extra-articulaires.

J'ai vu d'assez nombreux blessés atteints de la sorte et sur lesquels des ignorants s'escrimaient par la mécanothérapie. Il n'est pourtant pas difficile d'apprécier à la main, après anesthésie au besoin, si tout mouvement est supprimé ; de préciser quels furent la nature et le degré de l'arthrite causale : de se renseigner par la radiographie sur la soudure osseuse. Passons donc sur ces défaillances trop fréquentes du diagnostic, et disons que le seul traitement possible de ces ankyloses complètes est la résection orthopédique ou, dans certaines formes spéciales, l'ostéotomie. Toujours avec la restriction que nous impose la facilité des reviviscences microbiennes, les indications sont identiques à celle que nous connaissons en chirurgie civile : elles sont en effet d'ordre purement mécanique, indépendamment de la cause pathologique.

C'est-à-dire qu'à la hanche, pour l'ankylose en flexion et adduction, on aura recours presque exclusivement à l'ostéotomie (dans l'espèce à l'ostéotomie sous-trochantérienne). Aux autres jointures convient la résection, en ayant pour but d'obtenir au membre inférieur l'ankylose en bonne position ; au membre supérieur, le retour partiel des mouvements, si possible.

D'où la première conclusion qu'au membre inférieur on n'opérera pas les ankyloses en bonne position. Mais la résection du genou, l'ablation de l'astragale, la tarsectomie antérieure transversale ou cunéiforme sont excellentes pour redresser les ankyloses en position vicieuse, contre lesquelles, au contraire, nous ne disposons que de moyens orthopédiques à peu près sans valeur.

Au membre supérieur, je n'ai pas vu à l'épaule de position vicieuse ayant nécessité une rectification d'attitude ; la soudure a presque toujours lieu en légère abduction. C'est au coude, à peu près exclusivement, que l'intervention chirurgicale est à discuter, et je répète d'abord qu'à mon sens, sous réserve de certaines conditions professionnelles spéciales, la meilleure ankylose est à angle droit et en supination ou en demi-pronation. La pronation complète rend un coude à angle droit à peu près inutilisable, et elle obligera, tout au moins, à une ostéotomie du radius. C'est au contraire la supination qui rend inutilisable l'ankylose à angle obtus, à 135° environ. Entre l'extension à 135° et l'extension complète, le résultat fonctionnel est toujours déplorable.

Étant donnée une ankylose en position vicieuse, on saura d'abord qu'au coude on a assez de prise et assez de levier pour rompre presque toutes les ankyloses fibreuses, même très serrées. Il m'est arrivé, ce faisant, de déchirer largement les chairs et la peau postérieures, préalablement cicatricielles : et la guérison n'en a pas été entravée.

Si l'ankylose est osseuse et si l'on juge qu'il faille la redresser, on pratiquera la résection. Mais ce sera de la chirurgie très tardive, si l'on veut, par la résection sous-périostée modelante, telle que nous l'a enseignée Ollier, chercher la reconstitution d'une jointure à la fois solide et mobile.

Ce résultat est certainement possible, mais avec une régularité insuffisante pour qu'on ne doive pas être assez peu enclin à opérer pour une ankylose en bonne position.

D'après ce que j'ai vu, il ne me semble pas que les ankyloses du poignet puissent souvent donner lieu à une intervention opératoire.

2° *Raideurs articulaires et lésions musculo-tendineuses.* — Les raideurs articulaires et les lésions musculo-tendineuses qui les accompagnent sont justiciables d'un traitement mécanique, par mobilisation, massages, balnéation, électrisation, qui donne d'excellents résultats à la condition d'être bien conduit : et ses indications sont plus difficiles à préciser que souvent on ne semble l'admettre.

a). D'abord, il est des raideurs contre lesquelles il est radicalement impuissant. Lorsque les mouvements d'une articulation sont, sans lésions intra-articulaires, mécaniquement limités par une saillie osseuse — cal ou hyperostose inflammatoire — nous devons diagnostiquer une raideur, au sens anatomique du terme, c'est-à-dire une ankylose incomplète, avec conservation partielle de la mobilité. Or ces cas sont aussi rebelles à la mobilisation mécanique que les ankyloses par soudure osseuse : notre seul mode d'action est la résection de l'obstacle osseux si elle est anatomiquement possible et si elle est justifiée par la gêne fonctionnelle, par l'attitude vicieuse. C'est ce que nous voyons, à chaque instant, pour les fractures mal réduites de l'extrémité inférieure de l'humérus. Ces cas, où la radiographie et souvent la palpation nous font constater la déformation d'un os, se reconnaissent cliniquement à l'arrêt définitif, sans élasticité, que nous sentons à la limite des mouvements communiqués.

En second lieu, mobilisation et massage sont nuisibles dans les tissus enflammés, et cela peut contre-indiquer le traitement dans des cas où il serait utile pour la raideur envisagée en soi. Les phénomènes inflammatoires peuvent être définitivement calmés dans une jointure, mais persister, à distance plus ou moins grande, dans un os voisin dont la fracture compliquée est consolidée et même cicatrisée sans fistule depuis assez longtemps. Il est alors mauvais de masser les muscles autour de l'os malade; d'ébranler tous les jours le membre sous prétexte d'assouplir une articulation voisine. L'os devient douloureux; la réouverture des fistules est fréquente. Si cette articulation est raidie en bonne position, n'y touchez pas et souvent le gain naturel sera lent, mais considérable. Si elle est raidie en mauvaise position, il faut la soumettre au redressement brusque suivi d'immobilisation en bonne position pendant trois à quatre semaines. Pour en juger, ce n'est pas l'amplitude des mouvements conservés qui nous servira de guide, mais le sens dans lequel ils sont conservés : c'est-à-dire le sens de la flexion, qui doit atteindre l'angle droit, au coude et au cou-de-pied; celui de l'extension, qui doit être complète, au genou.

b. Le traitement propre à la raideur articulaire est la *mobilisation*, avec la balnéation et le massage comme moyens adjuvants. Notre but est d'obtenir le retour des mouvements, au moins dans le sens favorable qui vient d'être précisé.

S'il y a attitude vicieuse, c'est-à-dire impossibilité d'arriver à la position de choix pour ankylose, le principe général de cette mobilisation est de toujours la commencer par le mouvement opposé à celui dans le sens duquel on veut gagner, c'est-à-dire comme pour augmenter l'attitude que l'on désire corriger ou éviter. C'est-à-dire que l'on exagérera d'abord la flexion de la hanche ou du genou, l'extension du pied ou du coude. Après quelques mouvements dans ce sens on en imprime d'autres en sens inverse, gagnant à chaque manœuvre quelques degrés. Quant on a réalisé le gain cherché, on doit « coucher sur ses positions », c'est-à-dire fixer la jointure, la mettre pour ainsi dire en tension, dans l'attitude obtenue, pendant un temps et par des moyens variables.

La réalisation du principe dépend, en effet, du procédé opératoire employé; et le choix de celui-ci dépend de la forme anatomique et clinique de la lésion.

Les méthodes sont :

1° La mobilisation progressive, à séances répétées ;

2° La mobilisation brusque ;

3° Le redressement par appareils plâtrés successifs.

Il est souvent indiqué de les associer.

1. — *La mobilisation passive et progressive, à séances répétées,* peut être réalisée par trois procédés :

1° La mobilisation manuelle exécutée par le chirurgien ou le masseur ;

2° La mobilisation passive exécutée par le blessé lui-même ;

3° La mobilisation par des appareils mus mécaniquement et imprimant leur mouvement à l'articulation qu'ils ont saisie.

La mobilisation mécanique a acquis, depuis une vingtaine d'années, une grande vogue, et l'on a garni des « instituts » spéciaux d'appareils fort intéressants, par lesquels on communique à volonté à une articulation un mouvement spécial ou des mouvements combinés. Mais en pratique on a eu plus de mécomptes qu'on ne le croirait en théorie. Souvent pour éviter la douleur ou même seulement la fatigue, le patient se laisse aller, sans aucune réaction personnelle, comme le mendiant qui moud son orgue de Barbarie : et le résultat est nul. Lorsqu'il faut de la force, la machine aveugle ne peut la graduer avec précision selon les nécessités de chaque cas particulier, et si la raideur résiste à la mobilisation manuelle ordinaire, mieux vaut recourir franchement, pour débuter, à la mobilisation sous chloroforme.

La mobilisation par le chirurgien, ou par un masseur bien surveillé — ces empiriques prétentieux en ont besoin —, est le procédé de choix : rien ne peut l'égaler comme souplesse d'adaptation.

Les séances, en effet, ne peuvent pas, ne doivent pas, être automatiquement réglées dans leur durée, leur vigueur, leur répétition. Il faut du tact pour savoir, selon l'indication, avancer ou reculer en appréciant le degré de la réaction inflammatoire provoquée.

La douleur est à peu près obligatoire, au moment où l'on insiste sur un mouvement dont on a atteint la limite et que l'on doit maintenir en tension pendant quelques secondes ou quelques minutes pour « coucher sur le terrain ». Mais cette douleur, quelque vive qu'elle soit, ne nous intéresse que par sa durée et non par son intensité. Si elle cesse sitôt que cesse la mise en tension (souvent même pendant la courte fixation terminale) elle ne doit pas nous empêcher de continuer la séance.

Si au contraire, même moins vive, elle est durable, le masseur s'arrêtera et le lendemain, avant de commencer, il cherchera avec soin s'il y a de la sensibilité à la pression localisée en un ou plusieurs points, du gonflement, de la chaleur, quelquefois même de la rougeur.

Ces signes, en effet, sont ceux d'une poussée d'arthrite, et selon leur intensité il faut espacer les séances, les supprimer, ou même revenir pour un temps à l'immobilisation en bonne position. Souvent, au moment où il entreprend le traitement de la raideur, le meilleur clinicien n'est pas absolument sûr que l'arthrite soit guérie : le traitement bien surveillé sert de pierre de touche à ce diagnostic.

Ces séances médicalement réglées sont forcément assez espacées : tout au plus en fait-on une par jour. Aussi est-il fort utile *d'apprendre au sujet* la manière de maintenir et d'améliorer, à tout instant de la journée pour ainsi dire, le résultat obtenu, à la fois par des mouvements actifs et par des mouvements passifs.

Je ne puis entrer, articulation par articulation, dans le détail de ces manœuvres, mais quelques exemples feront comprendre le principe, dont l'application variable dépend pour beaucoup de l'intelligence et de la ténacité du patient.

Pressons par exemple une raideur des doigts : le sujet peut les exercer activement en manipulant un objet cylindrique plus ou moins volumineux ; il peut très facilement les maintenir un à un, pendant quelques minutes, en flexion passive.

Si nous passons au membre inférieur et y prenons pour type l'équinisme, le sujet applique la plante du pied bien à plat sur le sol, et exécute une flexion du genou sans laisser le talon s'élever ; cela imprime obligatoirement à la tibio-tarsienne une flexion passive, rendue possible par le relâchement du triceps sural. Ce mouvement que l'on peut répéter à tout instant est celui par lequel, dans la marche normale, nous nous préparons à détacher le pied du sol, par déroulement de la plante d'avant en arrière et élévation du talon : et dès que l'assouplissement commence à être obtenu et que l'angle tibiotarsien approche de l'angle droit, la marche est le meilleur des exercices de correction, pourvu que l'on surveille attentivement l'appui de la plante, bien à plat sur le sol dans toute son étendue au moment du pas où le membre correspondant est en extension et vertical.

C'est donc un exemple du rétablissement de la fonction par la fonction elle-même. Et en fait bien des raideurs articulaires s'assouplissent sous la simple influence des mouvements naturels du blessé, après la reprise du travail.

Cela est vrai pour les raideurs en bonne position, et même pour celles où il y a légère attitude vicieuse. Et je ne suis pas sûr — pas plus que je ne le suis pour les accidents du travail — que la mécanothérapie médicale soit favorable, dans ces conditions bien précisées, pour un blessé qui s'éternise pendant des mois dans une formation qu'il n'a pas toujours envie de quitter.

La question change s'il y a attitude vicieuse de quelque importance : le redressement spontané en est impossible. Avant d'assouplir une raideur — ou parfois de la conduire à l'ankylose — il faut commencer par la *mettre en bonne position*.

II. — La *mobilisation brusque,* souvent utile pour gagner du temps, est souvent aussi indispensable comme point de départ lorsque la mobilité initiale est nulle ou à peu près. Il est nécessaire, en effet, d'avoir, au début, une angulation et un mouvement suffisants pour que l'action ultérieure du levier que nous manipulons soit efficace.

L'opération consiste à imprimer à l'articulation des mouvements alternatifs de flexion et d'extension (ou à l'épaule des mouvements d'abduction, puis de circumduction) dans l'ordre précisé plus haut et à les pousser tout de suite à bout, en y mettant le temps voulu.

C'est horriblement douloureux, si nous en jugeons par ce que nous disent les patients auxquels, d'un coup de pouce, nous mettons brusquement en flexion complète un ou plusieurs doigts raidis en extension. Douleur violente, mais passagère, que supportent sans anesthésie les sujets stoïques, que l'on peut souvent imposer aux autres par surprise. La manœuvre est impossible sans anesthésie pour une articulation volumineuse, où la manipulation sera laborieuse. On donnera donc soit du chlorure d'éthyle, soit du chloroforme, selon que l'on prévoira une durée courte (au coude par exemple) ou longue (ce qui est le cas habituel au cou-de-pied).

On est souvent frappé — et cela est surtout net lorsque l'on a, pour les doigts, procédé sans anesthésie — de l'indolence presque complète des mouvements communiqués presque aussitôt après la première et si douloureuse mobilisation.

A la suite de l'opération, le gonflement ecchymotique a coutume d'être assez marqué, nous donnant la preuve des ruptures vasculaires que nous avons produites et que les craquements articulaires et péri-articulaires sentis pendant nos manœuvres nous faisaient pressentir. Mais la réaction inflammatoire est la plupart du temps légère ou même nulle : les doigts sont laissés en liberté complète et le jour le sujet lui-même les manipule doucement ; une jointure plus importante, coude ou genou, est enveloppée pour un jour ou deux, en bonne position, dans un bandage ouaté compressif.

Si les manœuvres ont été violentes, si l'on prévoit par conséquent un gonflement considérable par infiltration sanguine et œdème, et surtout si l'on se méfie d'une poussée inflammatoire dans un foyer mal assoupi, le mieux est d'immobiliser dans un appareil plâtré, soit pour quelques jours seulement, soit pour trois à quatre semaines si le réveil de l'arthrite nous fait craindre la continuation de la raideur, et même la possibilité de l'ankylose définitive, qu'il faut alors préparer en bonne position. L'immobilisation franche est d'ailleurs, dans ces conditions, le meilleur moyen pour arrêter l'inflammation et remettre la raideur en état de supporter l'assouplissement ultérieur.

On peut dire que par la mobilisation brusque on triomphe presque toujours des raideurs articulaires proprement dites, même en position vicieuse, et des adhérences tendineuses péri-articulaires. Si la correction d'attitude, cependant, n'est pas complète, on aura recours au procédé suivant.

III. — *Redressement par appareils plâtrés successifs.* — S'il y a raideur en position vicieuse — et surtout si l'on pense que l'arthrite n'est pas complètement éteinte — le redressement par étapes, vieille méthode classique en orthopédie, est souvent excellent. Sans anesthésie, et en arrivant à la limite de la douleur sur le mouvement vers lequel on veut gagner, on saisit dans un appareil plâtré exactement moulé la jointure partiellement redressée, et l'on maintient le résultat pendant que l'appareil sèche, soit par une pression manuelle continue, soit par une traction élastique. On met ainsi en tension permanente les tissus, fibreux et musculaire, qui raidis sur le côté opposé, s'opposaient au redressement : muscles extenseurs au coude, au cou-de-pied, muscles fléchisseurs au genou. Et ces organes, qui résistent à une traction brusque, même violente, se laissent allonger par cette traction continue, la jointure reprend un peu de jeu et au bout d'une quinzaine de jours on recommence, soit en appliquant un nouvel appareil, soit en coupant l'ancien au niveau de la jointure et en y comblant avec des bandes plâtrées le coin que l'on y fait bâiller du côté opposé au redressement.

De cette mise en tension par appareillages successifs, on peut rapprocher celle que l'on obtient par des appareils à ressort construits par Pierre Robin et adaptés spécialement par lui en mouvement principal de chacune des jointures. Le sujet les porte constamment, d'où une action élastique continue, réellement puissante. Je ne crois pas, vu leur mode de construction, que ces appareils aient grand avenir pour maintenir une déviation paralytique. Mais ils sont fort intéressants, dans les cas de gravité moyenne, pour redresser une raideur en position vicieuse, pour agir, en particulier, sur l'équinisme.

Les appareils à *traction élastique* sont excellents pour maintenir le redressement obtenu.

IV. — *Opérations chirurgicales préparatoires.* — Ces opérations sont avant tout les ténotomies et ténoplasties, quelquefois certaines sections ligamenteuses, dont je n'ai pas à décrire ici le manuel. Elles sont indiquées lorsque, surtout sur le sujet endormi, on sent se tendre une corde qui met obstacle à la réduction de la difformité : souvent, donc, on s'y détermine au dernier moment, après essai de redressement brusque.

Leur lieu d'élection est le pied, pour réduire l'équinisme après section, ou mieux après allongement du tendon d'Achille. Mais en chirurgie de guerre on a eu des échecs imprévus : la sclérose des muscles postérieurs du mollet et des tissus fibreux péri-articulaires est souvent diffuse, le redressement immédiat est souvent imparfait et la récidive n'est pas rare. Il y a en effet une lésion étendue et complexe, comparable comme je l'ai dit plus haut à la rétraction ischémique des muscles de l'avant-bras : et l'on sait que si l'on veut s'attaquer à celle-ci par une opération musculo-tendineuse, il faut des libérations tendineuses multiples, des allongements nombreux, des réfections complexes des gaines.

L'autre procédé consiste à raccourcir les os, trop longs pour les muscles rétractés. Cela se fait, à l'avant-bras, sur les diaphyses du radius et du cubitus. Au pied, le but sera atteint par l'ablation partielle ou totale de l'astragale, suivie la plupart du temps d'ankylose en bonne position.

L'arthrodèse proprement dite est indiquée par les chutes paralytiques du pied : mais je répète que celles-ci se compliquent souvent d'enraidissement secondaire rapide, en sorte que nous revenons au cas étudié précédemment. Si le pied reste ballant, on pratiquera l'arthrodèse sous-astragalienne et médiotarsienne, en ne touchant à la tibio-tarsienne que si toute puissance musculaire est abolie à la jambe.

V. — *Moyens adjuvants.* — Les moyens adjuvants sont :

Le *massage* est utile à la fois pour assouplir et dégorger les tissus autour de l'articulation raidie, et pour remettre en état les masses musculaires atrophiées. Il est souvent, pour ce dernier résultat, plus actif que l'électrisation, surtout si on l'associe à la gymnastique d'opposition. Il est inefficace contre la sclérose diffuse.

La *balnéation chaude,* prolongée, favorise avec netteté la mobilisation des jointures. Dans le bain, les mouvements actifs et passifs sont imprimés avec plus de facilité, plus d'étendue, moins de douleur.

On peut dire que presque toutes les stations hydrominérales mettent cette indication dans leur prospectus ; et il est à prévoir qu'après la guerre ce passage de la circulaire s'allongera. Et certains seront peut-être surpris que toutes revendiquent l'avantage pour leur minéralisation spéciale.

C'est que, très probablement, le rôle de cette minéralisation est en réalité accessoire et que l'action est due à la chaleur, peut-être aussi à des phénomènes physiques et chimiques que nous commençons à peine à entrevoir, dans ces eaux pour ainsi dire animées et vivantes. Ces phénomènes sont au maximum dans les boues de certaines stations : et en fait, depuis de longues années, j'ai acquis la conviction que pour les arthrites chroniques non tuberculeuses, avec raideur et reliquats sub-inflammatoires, le traitement par les boues hydrominérales est le meilleur, dans les stations où l'on a su, en outre, faire des installations pour massage, mobilisation, électrisation.

CHAPITRE IV

LES CALS QUI DÉCALENT [1]

J'inscris en tête de cet article quelque chose qui ressemble à un jeu de mots, pour insinuer à certains lecteurs que j'y ai eu quelque souci d'être amusant, malgré les figures géométriques qui « ornent » le texte. Ils seront vite détrompés, mais quelques-uns, peut-être, ayant commencé, continueront, et peut-être aussi tireront-ils profit, pour leur pratique, des quelques notions mécaniques, fort banales, que j'ai cru utile de grouper.

Toutes les fois qu'après une fracture le jeu de l'articulation voisine est troublé, lorsque les mouvements correspondants sont gênés, on diagnostique une ankylose. Rien de mieux si, pour l'étude fonctionnelle, on constate que, dans le sens déterminé pour lequel il existe, le mouvement n'atteint plus son but. Mais souvent cela ne veut pas dire du tout que l'articulation elle-même ait perdu quelque chose de ses mouvements : elle est mécaniquement normale, mais physiologiquement insuffisante parce qu'elle est décalée ; pour lui rendre toute son utilité le chirurgien doit travailler non pas sur elle mais à côté d'elle.

C'est beaucoup moins difficile à comprendre que ne prétendent les « mathématicophobes » si nombreux dans notre profession, pourvu qu'ils veuillent retenir que *le décalage est un transport en masse, dans un sens quelconque, d'une articula-*

---

[1] Ce petit chapitre est un peu en hors d'œuvre. J'ai cru utile, cependant, de grouper quelques notions auxquelles j'ai fait allusion plusieurs fois dans les pages précédentes.

tion normale dont on ne change pas le point d'attache. D'où résulte, forcément, un déplacement de son champ d'action, accru dans le sens du déplacement, diminué dans l'autre : et la question physiologique est de savoir comment cela gêne un membre dans le sens utilisable de ses mouvements.

Une articulation est, schématiquement, composée d'une tige fixe (aux membres, toujours l'os supérieur) à laquelle est adapté un levier mobile. Elle est orientée, comme tout solide dans l'espace, par rapport à trois plans directeurs qui sont, en géométrie courante :

un vertical et transversal (frontal disent les anatomistes) ;
un vertical antéropostérieur (sagittal disent les anatomistes);
un horizontal.

En anatomie, le sujet étant toujours supposé vertical, membres supérieurs pendant en supination complète, axe des pieds dans le plan sagittal, il faut supposer l'articulation schématique que nous allons étudier orientée de même, c'est-à-dire les axes de la tige fixe et du levier tous deux dans le plan sagittal, donc axe articulaire horizontal et transversal. C'est la position de l'axe du membre au repos, au O des mouvements qu'à partir de là on numérote en degrés, en les appelant :

flexion et extension dans le plan sagittal ;
adduction et abduction dans le plan frontal ;
rotation, dans le plan horizontal, autour de l'axe qui reste vertical.

L'articulation est décalée lorsque, par coudure de la tige, du levier, ou des deux, son axe change de plan. De ce déplacement en masse, sans changement de la nature et de l'amplitude des mouvements, il résulte un changement dans les rapports de ces mouvements avec les autres plans : et la question pratique qui se pose devant nous est de préciser dans quelles conditions ces modifications limitent le mouvement dans le sens utile, par conséquent diminuent la valeur fonctionnelle de l'articulation décalée.

Je prendrai pour type de description le cas le plus simple, celui de la charnière, représentée schématiquement par un trait transversal, perpendiculaire aux deux tiges, fixe et mobile. Avec l'orientation typique que nous prenons pour base, elle ne permet que des mouvements de flexion et d'extension. C'est le type du coude et du genou.

L'articulation la plus complexe, la noix, permet des mouvements en tous sens, y compris la rotation, capables de s'associer entre eux. C'est le type de la hanche, que nous étudierons en second lieu, en lui rapportant tout ce qui a trait aux mouvements de rotation et, par analogie, de pronation et de supination.

A. — DÉCALAGE D'UNE CHARNIÈRE

Soit la charnière ABC, fixe en CB, articulée en A, avec mouvement en avant seulement. Le point A, tournant autour du point B, parcourt une demi-circonférence et finit par se superposer au point C, degrés numérotés de A en C, de 0 à 180°.

Les deux lignes CB et AB déterminent un plan, dans lequel se passe le mouvement. L'orientation normale étant celle où ce plan est le plan sagittal, voyons ce qui a lieu lorsque l'articulation est déplacée en masse par coudure : 1° dans le plan frontal ; 2° dans le plan sagittal ; 3° dans le plan horizontal. Les conséquences se déduisent d'elles-mêmes pour les cas où ces décalages se combinent.

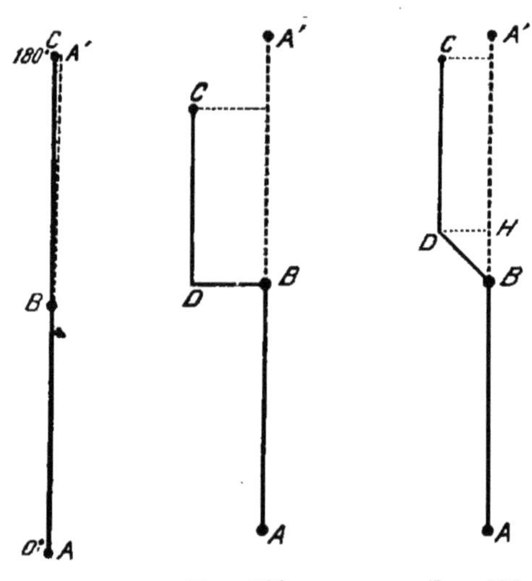

Fig. 101.   Fig. 102.   Fig. 103.

a. Décalage transversal ou sur l'axe articulaire, c'est-à-dire par coudure dans le plan frontal de la tige fixe, au point D, à angle droit (fig. 102) ou à angle obtus (fig. 103).

Ainsi transportée en masse, l'articulation est désaxée par rapport à la tige fixe CD. Son plan de mouvement sera toujours sagittal, mais ce sera celui de la ligne AB et non plus celui de la ligne CD. La superposition de A en C est impossible; A' restera toujours à une distance de C égale à DB. J'ai donc transporté à cette distance en dedans ou en dehors, à ma droite ou à ma gauche, le plan d'action de la charnière et le point A viendra en A', sur le prolongement de AB, dans la flexion à 180°.

Si DB est oblique et non perpendiculaire à CD, le décalage sera mesuré par la projection DH.

La largeur du décalage est indépendante de la distance entre l'articulation et le point de coudure ; indépendante aussi de la longueur du levier actionné.

L'amplitude utilisable de la flexion est inchangée ; le levier AB pouvant atteindre à 180° la position BA'.

C'est ce que réalise en anatomie normale, par rapport à la flexion et à l'extension de la hanche, le décalage transversal du fémur par l'inclinaison du col. Le col est oblique, le plan de décalage également, mais le principe mécanique est le même. Les mouvements de flexion et d'extension du fémur ont lieu non dans le plan sagittal de la tête fémorale, mais dans un plan sagittal situé en dehors de lui : cela ne change rien à leur amplitude relative; mais toutes choses égales d'ailleurs dans l'articulation coxo-fémorale, cela augmente le champ de l'adduction

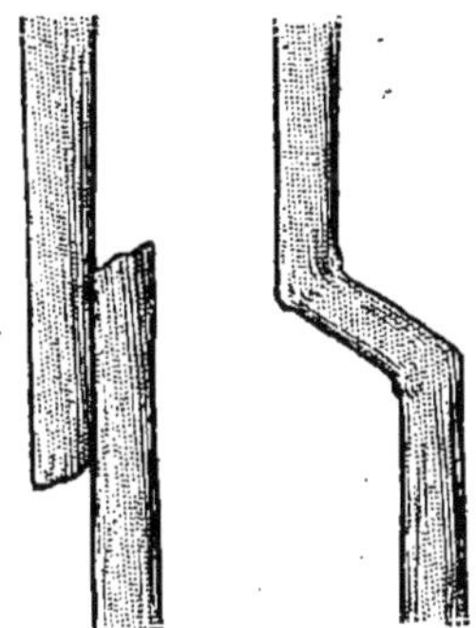

Fig. 104.

aux dépens de celui de l'abduction, par le mécanisme que je vais indiquer pour le décalage sagittal.

En pathologie des fractures, cela se trouve réalisé par les déplacements selon l'épaisseur qui sont au maximum dans les chevauchements où l'un des fragments remonte le long de l'autre, en dehors ou en dedans : on décale le levier osseux de sa propre largeur : un cas analogue, mais exceptionnel, est celui d'une double fracture dont le fragment intermédiaire se place plus ou moins obliquement, en bayonnette (fig. 104).

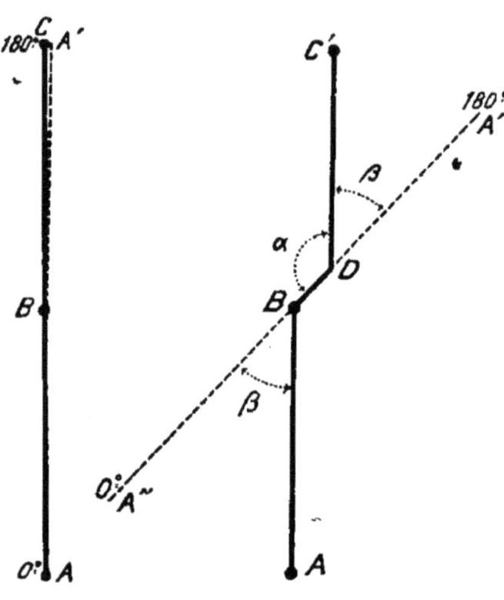

Fig. 105.

Distance absolue toujours faible ; importance pratique nulle : nous n'avons à compter qu'avec le raccourcissement.

b. Décalage sagittal ou parallèle à l'axe articulaire. — Reprenons notre articulation schématique, coudons en D la tige fixe en un angle obtus α opposé au mouvement de charnière, et prolongeons en BA″ le nouvel axe BD, au-dessous de la coudure D (fig. 105).

L'articulation B envisagée en soi n'a pas changé, mais par rapport à l'axe CD elle est décalée d'un angle α.

La position de départ, au O en A″, est celle où la tige AB se continue en ligne droite avec la tige BD ; la position d'arrivée, à 180°, est celle où BA′ se superpose à la tige BD prolongée, mais reste séparée de la tige DC par un angle β, supplémentaire de l'angle de coudure α. L'amplitude du mouvement est restée la même, par rapport à l'axe réel, BD : mais par rapport à l'axe DC elle est accrue au départ et diminuée d'autant à l'arrivée. Si donc le mouvement est utilisable dans l'aire de l'angle A′DC et inutile dans l'angle ABA″, il y a fonctionnellement perte sèche.

Cette perte est mesurée de façon absolue par la distance qui, en fin de course, sépare les deux extrémités libres des tiges articulées. Elle est donc d'autant plus grande que le point de coudure est plus rapproché de l'articulation.

A angle de coudure égal, les triangles CDA′ sont semblables ; donc plus le côté CD sera long et plus le sera également le côté CA′ (fig. 106).

Ce schéma géométrique s'applique exactement à nos articulations en charnière, dont le type est le *coude* lorsqu'une

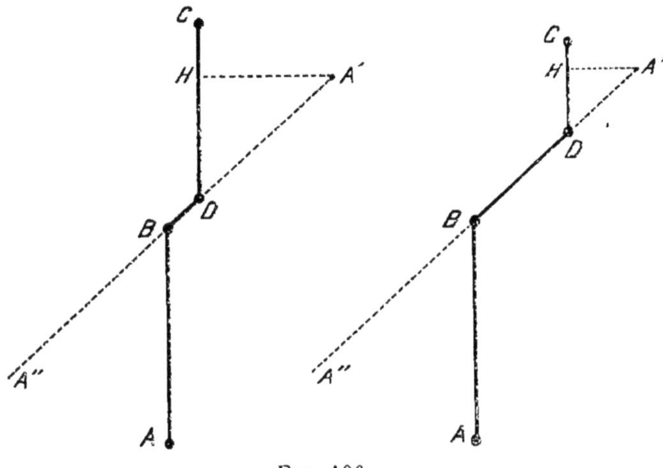

Fig. 106.

fracture transversale de l'extrémité inférieure de l'humérus est consolidée en crosse, par persistance de la bascule du fragment inférieur en arrière.

Au coude, le mouvement de flexion normal n'atteint pas 180° : il est limité par le contact des parties molles qui matelassent les os. Mais il n'est fonctionnellement complet que si le sujet peut se gratter l'épaule avec la pulpe des doigts : s'il s'arrête en route, la diminution de capacité fonctionnelle est évidente, et l'on prononce le mot d'ankylose. Or l'articulation elle-même est intacte, mais ses mouvements, d'amplitude normale, ont perdu de leur valeur fonctionnelle, laquelle n'existe que *par rapport à l'axe de l'humérus* : ils ont gagné dans le sens de l'extension, ce qui est fonctionnellement inutile ; ils ont perdu dans le sens de la flexion, ce qui est fonctionnellement préjudiciable. Si vous voulez, la flexion a été handicapée au départ, et à l'arrivée elle ne regagne pas le terrain perdu.

Le cas typique, souvent réalisé, est celui où l'articulation elle-même reste intacte et où par un examen clinique attentif on constate l'hyperextension, pratiquement négligeable. Mais si, par déformation articulaire, l'extension est diminuée, cela ne change rien à la question : ce cas paradoxal peut même se présenter où, l'avant-bras se mettant bien sur le prolongement rectiligne du bras, l'extension pratiquement normale est mécaniquement diminuée ; la flexion, mécaniquement normale, est pratiquement diminuée.

Même conséquence pour les *fractures de l'extrémité inférieure du radius* par pénétration, consolidées avec persistance de la bascule en arrière, dite dos de fourchette, du fragment inférieur. A l'état normal, le mouvement de charnière s'exécute dans les deux sens, de la flexion et de l'extension, par rapport à l'axe de l'avant-bras ; le point de départ de nos mouvements — le O pour la mesure géométrique des angles — étant la position où l'axe de la main prolonge en ligne droite l'axe de l'avant-bras. Si donc le fragment inférieur est consolidé en dos de fourchette, c'est-à-dire oblique en bas et en arrière, lorsque la main sera sur son prolongement rectiligne, l'axe de cette main fera avec celui de l'avant-bras un angle obtus ouvert en arrière, ce qui est une attitude d'extension mesurée par l'angle supplémentaire : par conséquent, si une augmentation compensatrice d'amplitude n'intervient pas par assouplissement secondaire, la flexion sera diminuée d'autant.

Et, dans ce cas, il est de règle que, le radius étant raccourci par pénétration tandis que le cubitus conserve sa longueur, la main soit désaxée vers le bord radial, c'est-à-dire décalée en abduction : l'amplitude de l'abduction est accrue et celle de l'adduction diminuée ; mais il y a en plus un décalage horizontal, indiqué plus loin.

J'ai considéré, pour ces décalages, le déplacement habituel dans ces deux fractures, celui de la bascule du fragment inférieur en arrière, dans le sens de l'extension. Exceptionnellement au radius, rarement au coude la consolidation a lieu dans le sens inverse, en flexion : c'est alors la flexion qui est augmentée et l'extension diminuée.

C'est ce qu'on observe dans certaines *fractures de jambe*, au tiers inférieur, qui se consolident à angle obtus ouvert en avant, c'est-à-dire fragment inférieur oblique en bas et en avant. L'appui sur le sol, genou rectiligne et pied à angle droit sur la jambe, est alors impossible : lorsque fémur et haut de tibia sont verticaux, talon appuyé, si la tibiotarsienne est à angle droit, la plante du pied ne peut pas toucher le sol et la marche en talus est obligatoire, sauf

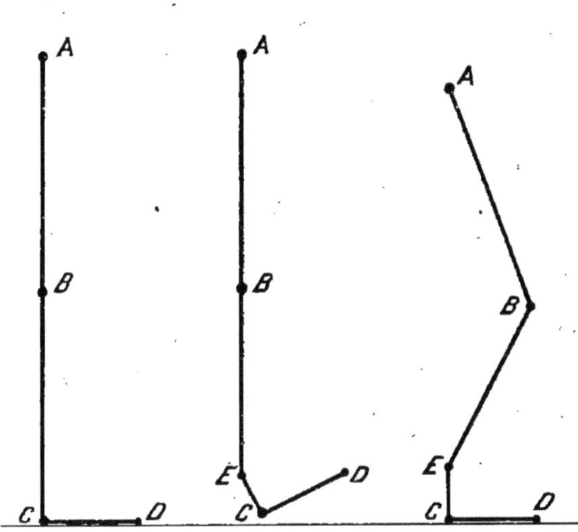

Fig. 107.

deux compensations possibles : ou bien la flexion du genou, donc de la hanche (fig. 107) ; ou bien l'abaissement du pied en équinisme, ce qui diminue d'autant la partie utilisable de ce mouvement dans le déroulement normal de la plante pendant la marche.

La consolidation en sens inverse, fragment inférieur oblique en bas et en arrière, est possible, en sorte que, le pied étant à angle droit sur la jambe et la pointe au contact du sol, le talon reste en l'air, en position fonctionnelle d'équinisme, quoique la flexion de la tibiotarsienne soit normale. Dans les cas légers, sans retentissement articulaire, l'hyperflexion progressive du pied peut aboutir à une correction suffisante. Dans les cas accentués, on est obligé soit à la marche sur la pointe du pied, fort gênante s'il n'y a pas raccourcissement suffisant du membre ; soit à la distension progressive du genou en hyperextension, d'où à la longue genu recurvatum de compensation si on marche à plat sur la plante (fig. 108).

c. Décalage horizontal, par inclinaison de l'axe articulaire. L'articulation ABC étant vue de face, et représentée avec sa largeur, pour qu'on se rende compte de l'obliquité de l'axe, le levier AB se meut toujours perpendiculairement à cet axe,

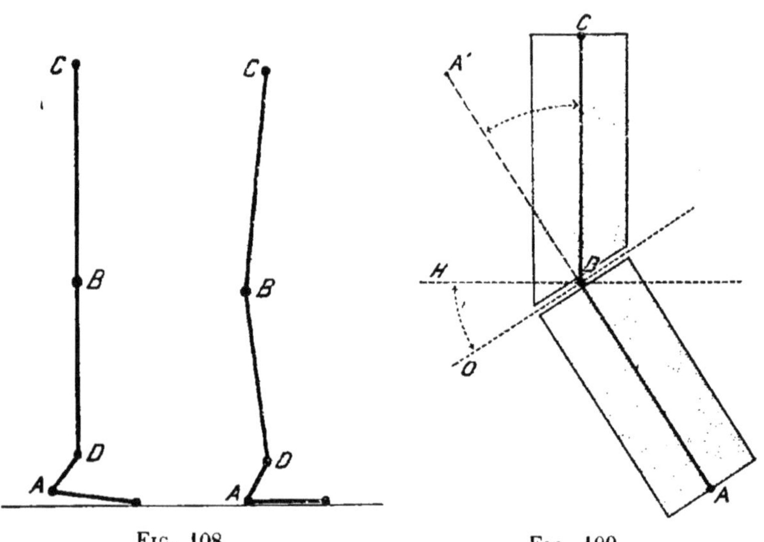

Fig. 108.

Fig. 109.

donc obliquement par rapport à la tige BC. Le plan de mouvement n'est donc plus sagittal et dans la flexion le point A vient en A', à distance de C, du côté opposé à celui où le décalage a porté l'extrémité A du levier. L'angle de déviation du levier (A'BC) est égal à l'angle de déviation de l'axe articulaire (HBO). L'amplitude absolue (distance A'C) dépend de la longueur du levier (fig. 109).

Ce cas n'est pas celui d'une coudure simple, mais celui d'un allongement d'un côté de la tige fixe, l'autre côté restant à sa longueur primitive. C'est celui des fractures supracondyliennes de l'humérus consolidées en varus: dans la flexion, souvent d'amplitude normale, la main se porte en dehors de l'épaule, et c'est par abduction avec rotation interne qu'on peut la porter à la bouche.

B. — DÉCALAGE D'UNE NOIX

Il y a dans l'économie une articulation emboîtée en noix, celle de la hanche. Ce mode d'union permet des mouvements en tous sens, et permet aussi de les associer, en circumduction, par passage successif de l'un à l'autre.

a. L'articulation coxofémorale est par elle-même décalée, en raison de la coudure du col ; et ce décalage est oblique, puisque le col du fémur est oblique en bas, en dehors, et légèrement en avant.

Le mécanisme est très facile à comprendre si, *dans chaque plan, on considère le mouvement comme un mouvement de charnière*. Les plans de départ étant : pour la flexion et l'extension le plan frontal, pour l'adduction et l'abduction le plan sagittal, le décalage naturel handicape un peu la flexion (normalement si prédominante) et beaucoup l'adduction.

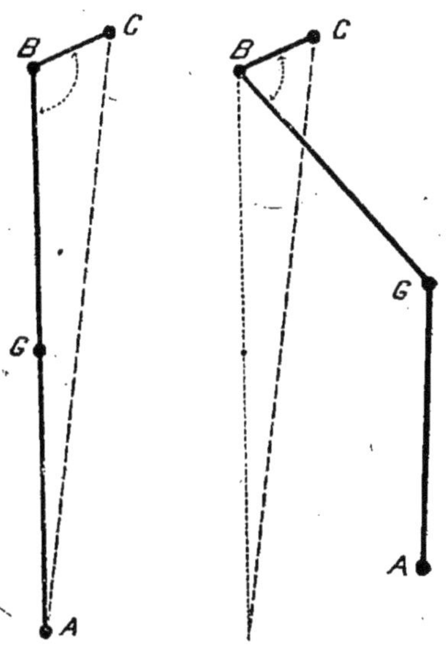

Fig. 110.

.Toute déviation qui diminuera l'ouverture de l'angle de coudure, en B, décalera en adduction et par conséquent diminuera d'autant l'abduction ; toute déviation inverse aura la conséquence inverse (fig. 110).

b. Quant à la rotation, commençons par étudier un *levier rectiligne*.

Dressez verticalement un axe tournant à ses deux bouts dans des tourillons, l'un des bouts étant appuyé sur le sol. Comme nous supposons que c'est un schéma de membre humain, nous le supposons dans le plan sagittal, et dans ce plan nous lui. fixons deux demi-traverses horizontales : mettons-en une près du sol et (réserves faites sur la coudure du col) ce sera le schéma du pied.

Telle est, pour la rotation, la position de départ, le O à partir duquel nos mesurerons l'angle de rotation, sur un plan horizontal, dans un sens pour la rotation en dehors, dans l'autre pour la rotation en dedans. Les degrés sont, naturellement, en même nombre au niveau des deux traverses.

Coupez l'axe entre les deux traverses ; faites tourner un peu l'inférieure et soudez dans cette position : lorsque la traverse supérieure sera dans le plan sagittal, donc au O, l'inférieure fera avec elle un angle de rotation en dedans ou en dehors ; et toujours, quand vous ferez tourner l'appareil, cette différence existera, sur le goniomètre, entre les chiffres lus au niveau des deux traverses.

Cela est quelquefois réalisé par une fracture de la diaphyse fémorale consolidée sans chevauchement (ou à peu près) mais où on a laissé persister la rotation externe, passive, du fragment inférieur. Si la rotation interne permet à l'axe du pied de dépasser un peu le plan sagittal, le trouble fonctionnel est négligeable ; de même si la rotation interne est annulée, c'est-à-dire si la pointe du pied atteint le plan sagittal, mais ne le dépasse pas. Dans les cas accentués, et fonctionnellement fort gênants, la pointe du pied n'atteint pas le plan sagittal. Le décalage en rotation externe est dans le premier cas inférieur à l'excursion normale de la rotation interne coxofémorale : dans le second cas il lui est égal ; dans le troisième il lui est inférieur, et un géomètre dirait qu'il y a rotation interne négative.

c. Ce cas simple, que j'ai pris pour exemple, est rare ; *la déformation est d'ordinaire complexe,* a lieu dans les trois plans directeurs.

Les conséquences fonctionnelles du décalage, à degré égal, sont indépendantes de la hauteur pour la rotation, mais d'autant plus graves pour l'adduction et l'abduction que le cal angulaire est plus rapproché de la hanche : or cette angulation a d'autant plus tendance à se produire que la fracture est plus élevée. Le maximum de décalage est dû aux *fractures sous-trochantériennes*.

Abandonnées à elles-mêmes, ces fractures, abstraction faite du chevauchement, se consolident en crosse de la façon suivante : le fragment supérieur se met en flexion et surtout en abduction, avec un peu de rotation en dehors ; sous lui, le fragment inférieur se place en rotation externe passive et quelquefois en adduction. C'est-à-dire qu'après consolidation en cette position, avec cal en crosse à angle ouvert en dedans — lorsque, le bassin étant symétrique en tous sens par rapport aux trois plans directeurs, le membre pend verticalement, parallèle à celui du côté opposé — le fragment supérieur étant en position de départ, symétrique à celui du côté sain, le fragment inférieur (et par conséquent jambe et pied) est fixé sur lui en adduction, rotation en dehors et quelquefois légère extension.

Si l'on fixe le bassin pour arrêter tout mouvement communiqué, on constate que ce décalage a pour résultat une limitation ou une suppression de l'abduction et de la rotation en dedans. Ces mouvements doivent être considérés comme supprimés lorsque l'axe du membre pour l'abduction, la pointe du pied pour la rotation en dedans, n'arrivent pas jusqu'à la verticale passant par la tête du fémur. Quelquefois même la limitation empiète sur l'adduction, impossible à rectifier sans compensation pelvienne.

Car c'est par compensation pelvienne, exactement comme pour les ankyloses en position vicieuse, que se font les suppléances : élévation du bassin pour l'adduction ; rotation vers le côté sain pour la rotation en dehors. Aussi, conçoit-on la gravité fonctionnelle des cas où il n'y a pas seulement perte de l'abduction, mais abduction négative, c'est-à-dire persistance de l'attitude du levier fémoral en adduction lorsque l'abduction intra-articulaire même passive est à bout de course. La correction ne se peut faire que par élévation du bassin, ce qui ajoute un raccourcissement fonctionnel au raccourcissement réel déjà à lui seul toujours considérable dans ces cas.

d. Telles sont les conséquences mécaniques des fractures vicieusement consolidées du corps du fémur par rapport aux mouvements imprimés par la hanche au membre inférieur. Voyons maintenant celles des *fractures du col*, c'est-à-dire de la partie du levier fémoral située au-dessus du point coudé. J'ai déjà montré ce que font pour l'adduction et l'abduction la diminution de l'ouverture (fort rare) de l'angle cervico-fémoral.

Avec les fractures extracapulaires du col, par pénétration, nous trouvons un autre mode de décalage : celui de la rotation par changement de l'implantation du grand trochanter, donc de l'axe fémoral, sur le col.

Si, à l'état normal, nous regardons à pic, de haut en bas, une extrémité supérieure du fémur, nous voyons une tige renflée à ses deux bouts, l'un articulaire, la tête, l'autre continu avec la diaphyse fémorale, soit schématiquement la figure 112 (axe rectiligne).

Dans la fracture extracapulaire, il y a pénétration du col dans la partie postérieure du grand trochanter ; la face postérieure du col devient ainsi plus courte que l'antérieure, en sorte que la ligne cervicotrochantérienne devient concave en arrière.

Soit schématiquement la figure 112 (axe coudé).

Et voici les conséquences mécaniques de cette forme nouvelle.

Le mouvement de rotation du levier fémoro-tibial ne se fait pas selon l'axe de ce levier, mais en cône à base supérieure autour de la ligne fictive qui va de la tête du fémur à la pointe du talon : c'est-à-dire que la rotation sur place du talon correspond à un déplacement angulaire du col autour de la tête fémorale, le grand trochanter décrivant, dans un plan horizontal, une circonférence dont le col est le rayon. La position de départ, le O de la graduation, doit être prise un peu en avant du plan frontal passant par la tête fémorale, puisque en position de rotation nulle, axe du pied dans le plan sagittal, le col est oblique en bas, en dehors, et en avant. La rotation en dedans correspond à l'excursion du grand trochanter en dedans et en avant de O, la rotation en dehors, à l'excursion en dehors et en arrière (fig. 111).

Coudons le col du fémur en angle obtus ouvert en arrière : nous transportons le grand trochanter en arrière de l'axe prolongé de la tête fémorale, c'est-à-dire que, l'extrémité articulée du levier étant au O, son extrémité libre est décalée en

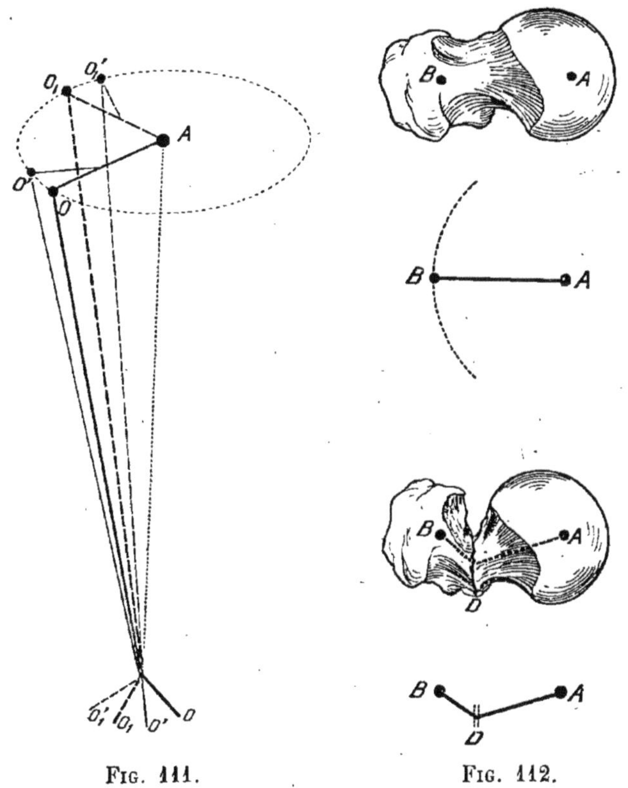

Fɪɢ. 111.
Fɪɢ. 112.

position de rotation externe. C'est-à-dire que, selon le degré de décalage, la rotation externe se trouve accrue (ce qui ne nous sert en rien) aux dépens de la rotation interne diminuée, nulle ou même négative.

c. Les *décalages de l'épaule* peuvent être pratiquement négligés :

Ils existent, évidemment, et il est certain que :

1° l'angulation en crosse, à angle saillant en dehors (cal-vicieux fréquent) ou en dedans diminuent l'amplitude de l'ab-duction ou de l'adduction.

2° les angulations à angle saillant en avant ou en arrière diminuent l'amplitude de la propulsion ou de la rétropulsion.

3° la rotation du fragment inférieur sur le supérieur di-minue l'excursion de la rotation articulaire en sens inverse.

Ils sont pratiquement négligeables, à cause de la compen-sation par les mouvements de l'omoplate.

Si l'on fixe l'omoplate et si l'on imprime à l'humérus un mouvement d'abduction pure, dans le plan frontal, on n'arrive pas tout à fait à l'horizontale ; mais qu'on lâche l'omoplate, elle bascule, et l'humérus atteint la verticale, la dépasse même chez les sujets jeunes. Et comme rien ne fixe solide-ment l'omoplate, à laquelle la clavicule laisse à vrai dire toute liberté pour augmenter secondairement l'amplitude de ses mouvements, on conçoit que la perte de quelques degrés d'abduction ne soit pas pratiquement appréciable. La remar-que est la même pour la propulsion et la rétropulsion.

f. Décalage de l'avant-bras en pronation. — Sans entrer dans les détails — encore discutés — on peut dire que, si nous supposons l'avant-bras en supination complète, le mou-vement dans son ensemble, consiste dans une rotation sur place de l'extrémité supérieure du radius sous le condyle hu-méral, autour de son axe vertical, en même temps que l'extré-mité inférieure décrit autour du cubitus (lui aussi déplacé d'ailleurs) un demi-cercle de dehors en dedans.

Après fracture complète des deux os, la position instinctive du sujet abandonné à lui-même est, coude légèrement fléchi, l'appui de la paume sur le lit le long du corps (en pronation complète) ou sur le ventre (en demi-pronation). Or les deux fragments supérieurs, fixes, restent sous l'humérus en position de supination ; c'est sur eux, et non sur le coude, que s'exécute la pronation des fragments inférieurs. Si donc on n'y veille, la consolidation se fera dans cette position : et de ce décalage des leviers résultera mécaniquement la diminu-tion ou la suppression de la supination selon que, les fragments supérieurs étant, au repos, en supination, la position de départ, sur eux, des fragments inférieurs, sera en pronation partielle ou complète.

Les conséquences de la fracture du radius seul sont identiques : et, dans ses conditions, la pseudarthrose concomitante du cubitus est favorable. Elle rend du jeu à l'extrémité inférieure de cet os qui pourra tourner à la place du radius, dont l'excursion en demi-cône est limitée ou nulle.

Je ne m'occupe ici que des conséquences du décalage, sans tenir compte du chevauchement, du raccourcissement du radius, du blocage de l'espace interosseux par un cal volumineux ou même par une synostose : la conclusion pratique est qu'il faut traiter les fractures de l'avant-bras par l'immobilisation en supination, et non, comme on l'a conseillé, en pronation, ni même en demi-pronation. Cela n'est pas toujours possible, au moins au début, en chirurgie de guerre, à cause des complications phlegmoneuses : c'est le but que nous devons viser.

Conclusions pratiques.

J'ai écrit cet article, malgré sa sécheresse géométrique, parce qu'il me paraît comporter un enseignement pratique.

D'abord, j'ai dit, chemin faisant, quel soin nous devons apporter, dans le traitement des fractures, à corriger les positions de décalage, actives ou passives, des fragments inférieurs : pronation du poignet ; rotation de la jambe en dehors ; déplacements en arrière de l'extrémité inférieure de l'humérus et du tibia ; angulation des fractures du fémur.

Et lorsque nous nous trouvons en présence de la lésion constituée, il importe d'en connaître exactement le mécanisme, pour ne pas soumettre le membre à une mécanothérapie inutile. Massez, mobilisez, baignez, électrisez : vous y perdez votre temps et, ce qui est plus grave, celui du blessé. L'articulation n'a rien, les muscles ne peuvent rien. Or, j'en ai vu plus qu'on ne le pense, de ces traitements, d'avance frappés de stérilité, entrepris et prolongés faute d'un examen clinique et d'une interprétation radiographique judicieux.

Selon l'importance des troubles fonctionnels, ne faites rien, ou faites l'ostéotomie : le seul remède efficace est dans le redressement du levier dont l'axe est faussé. Quant au genre exact de la déviation et à la correction indiquée, leur connaissance résulte je crois, pour chaque cas particulier, de la description que j'ai donnée ci-dessus.

CHAPITRE V

QUELQUES CONSIDÉRATIONS
MÉDICO-LÉGALES

Les lésions étudiées dans ce volume sont de celles qui justifient dans un très grand nombre de cas, soit la réforme, soit tout au moins des convalescences prolongées ou des changements d'arme. Elles soulèvent donc des questions médico-légales analogues à celles que nous avons à résoudre dans nos expertises pour accidents de travail. Questions parfois complexes, sur lesquelles la jurisprudence militaire n'a pas été d'emblée bien fixée et où il est bon de la mettre en parallèle avec les expertises au civil.

I. — LES SOLUTIONS POSSIBLES
APRÈS GUÉRISON

Lorsqu'une blessure est guérie, le médecin-chef de l'hôpital doit prendre une décision définitive qui sera :

Soit l'envoi en permission de sept jours s'il juge qu'au bout de ce temps l'homme pourra rejoindre son dépôt, puis le front ;

Soit l'envoi à l'hôpital-dépôt, où siège à cet effet une Commission spéciale, s'il juge indiquée une des solutions suivantes :

1° Le sujet est apte à rester dans le service armé, mais avec une inaptitude partielle qui justifiera :

a) L'affectation à certains emplois spéciaux dans la même arme.

b) Un changement d'arme.

2° Le sujet est inapte au service armé, mais apte aux services auxiliaires ;

3° Le sujet, inapte à tout service, doit être proposé :

a) Pour une *pension de retraite* si son invalidité est de 60 pour 100 ou plus ;

b) Pour une *réforme n° 1*, avec ou sans gratification, si l'invalidité est inférieure à 60 pour 100.

4° On ne peut encore se prononcer avec certitude sur ces divers états et l'on juge que du temps est nécessaire pour que le résultat soit réellement définitif, en sorte que l'on propose, selon la durée prévue :

a) Un *congé de convalescence* ;

b) Une *réforme temporaire.*

En principe d'après le *Règlement du Service de Santé de l'armée à l'intérieur* (8ᵉ édition, avril 1914, p. 252 et suiv.). ces propositions doivent êtres faites, sur certificats de visite, par le médecin traitant ou le médecin-chef de l'hôpital où est soigné le blessé. La plupart du temps, dans la guerre actuelle, ils se bornent à les indiquer et à les motiver sur la feuille d'observations où ils décrivent l'état du blessé au moment de l'évacuation ; ils doivent cependant (et plusieurs circulaires l'ont rappelé) établir les certificats relatifs aux pensions et gratifications.

Dans les propositions relatives aux changements d'arme, passage dans l'auxiliaire, convalescences, il faut tenir compte de facteurs multiples, que l'on a pu indiquer dans des circulaires spéciales, mais qui ne peuvent être énumérés dans un règlement. C'est affaire d'appréciation dans chaque cas particulier ; pour préciser, par exemple, qu'un homme inapte, au moins pour longtemps, à porter le sac, en raison d'une cicatrice dorsale, peut remplir certaines fonctions dans l'infanterie ; qu'un homme, rendu inapte à la marche par une cicatrice adhérente à un tibia qui fut enflammé, peut être utilisé dans l'artillerie, la cavalerie, l'aviation ou la fabrication des munitions.

Cela dépend à la fois de la lésion constatée et des troubles fonctionnels correspondants, de la profession antérieure du blessé, de ses aptitudes physiques et mentales. Il est posé en principe — j'y reviendrai — que dans l'appréciation d'un taux d'invalidité l'expert ne doit pas tenir compte de la profession antérieure du blessé (*Règlement*, p. 276, X) ; il doit en tenir compte, et grand compte, pour l'affectation spéciale d'hommes utilisables soit dans le service armé, soit dans les services auxiliaires.

Telles étant les données générales, quelques commentaires particuliers seront peut-être utiles.

II. — QUAND L'ÉTAT EST-IL DÉFINITIF ?

Pour les convalescences et réformes temporaires ou définitives, une difficulté n'a pas tardé à être soulevée, surtout pour les lésions nerveuses — dont je ne m'occupe pas ici — et pour les ostéomyélites étudiées dans ce volume.

A quel moment la lésion peut-elle être considérée comme justifiant une de ces propositions ? Comme on dit au civil, quand la blessure est-elle « consolidée » ?

Jusqu'à ces derniers temps, la doctrine générale paraissait être de conserver tous ces fistuleux à l'hôpital jusqu'à guérison complète, c'est-à-dire jusqu'à cicatrisation.

Mais quand on connaît à peu près l'ostéomyélite, on sait que la cicatrisation *complète* est souvent longue à obtenir, qu'elle exige des délais impossibles à prévoir, pendant lesquels persiste une fistulette à panser rarement, donnant quelques gouttes de pus tous les jours, et même souvent de temps à autre seulement ; on sait aussi qu'une cicatrisation complète ne peut jamais être déclarée définitive, mais que des fistulisations et même de vrais abcès ne sont pas rares, au bout de plusieurs mois et même de plusieurs années de guérison apparente.

Si l'on reconnaît par l'examen clinique et la radiographie l'existence d'un séquestre, d'un foyer d'ostéite raréfiante, d'une cavité à paroi mal abattue, il faut opérer ces blessés sans tarder.

Si aucune de ces conditions n'existe, c'est-à-dire s'il n'y a pas indication opératoire, il faut réformer les blessés si à la fistule se joint une lésion les rendant définitivement inaptes au service ; il faut les mettre en convalescence prolongée si cette deuxième condition n'est pas réalisée.

Cette condition dépend de l'état fonctionnel créé par le raccourcissement du membre, les déviations du cal, la souplesse et l'attitude des articulations voisines. L'expert doit alors apprécier si cela justifie un passage dans les services auxiliaires ; s'il faut proposer un changement d'arme, ou bien une réforme temporaire ou définitive.

Quant à l'ostéite fistuleuse diaphysaire, à elle seule elle n'est pas une cause certaine d'invalidité définitive ; mais elle justifie une convalescence prolongée, avec surveillance par un chirurgien compétent en pathologie osseuse.

Pendant des mois j'ai soutenu cette opinion sans succès. Au dépôt de convalescents, on grattait la moindre petite croûte et s'il restait en un point un bourgeon charnu saignotant, on renvoyait le blessé à l'hôpital comme insuffisamment guéri.

Depuis quelque temps, grâce aux instructions très précises de M. le médecin-inspecteur directeur du Service de Santé du gouvernement militaire de Paris, la saine doctrine chirurgicale a triomphé.

Si une opération est indiquée (et il est bon qu'un chirurgien *de carrière* donne son avis), qu'on la fasse aussitôt que possible.

S'il n'y a pas d'opération indiquée, que l'on prenne sans tarder une des solutions énumérées plus haut, et qu'on n'encombre pas inutilement les services avec des blessés qui peuvent travailler et venir faire panser leur fistule une ou deux fois par semaine à l'hôpital militaire voisin de leur domicile ; ils peuvent s'y faire hospitaliser s'il survient une poussée inflammatoire nécessitant un nouvel acte chirurgical.

Ce régime est celui de tous nos ostéomyélitiques civils. Il n'y a aucun motif pour ne pas l'appliquer aux militaires : sauf

exception — et alors l'hospitalisation évidemment est de droit
— le blessé désire cette solution, favorable aux finances de
l'Etat et à la récupération de la main-d'œuvre.

J'ignore si ces mesures ont été prises dans toutes les régions
de l'arrière : il me paraît certain qu'on devrait les généraliser,
et c'est pour cela que je signale ici ce qui se fait actuellement
à Paris.

III. — **PENSION ET GRATIFICATIONS**

D'après le *Règlement sur le Service de Santé de l'armée à
l'intérieur* (vol. n° 80, 6ᵉ édition, mise à jour jusqu'au 1ᵉʳ avril
1914), les infirmités contractées au service de l'État sont de
deux espèces :

1° Celles dont la gravité justifie une pension de retraite[1] ;
une nomenclature officielle les énumère ;

2° Celles qui, de gravité moindre et ne rentrant pas dans la
susdite nomenclature, justifient une réforme n° 1, avec gratification renouvelable.

Et tout de suite sautait aux yeux une bizarrerie dans les
instructions données aux médecins : seul le certificat pour
pension de retraite devait mentionner que la lésion était incurable ; les certificats pour réforme n° 1 « ne devront jamais
viser l'incurabilité ».

Cette conception de l'incurabilité a sans doute été pour
beaucoup dans les appréciations souvent étranges du « tableau
de la classification des blessures ouvrant des droits à la pension suivant les catégories fixées par les lois des 11 et
18 avril 1831 ».

---

1. La loi de 1831 visait la perte d'un membre ou infirmités assimi-
lables. Peu après le début de la guerre, des instructions complémentaires
ont précisé que la pension — dont on a maintenu la différence avec la
gratification — était due pour les invalidités évaluées à une perte de
60 pour 100 de capacité fonctionnelle. D'où la publication d'un *Guide-
Barème* dont je vais parler et que les experts au civil feraient bien de
se procurer.

Ont-ils dû être gênés par la médecine et la chirurgie de
1831, les malheureux anonymes qui ont mis au courant de la
science, jusqu'en 1914, les numéros de la nomenclature ! Et
gênés aussi par la nécessité administrative de ne pas soumettre à l'aléa de la « gratification renouvelable » des
réformés n° 1. C'est dans la sixième (et dernière) catégorie,
sans doute, que se trouvent, par exemple, l'ablation du gros
orteil avec son premier métatarsien, celle de deux orteils
avec leur métatarsien, celle des cinq orteils ; l'ankylose du
genou, du coude, de la hanche en bonne position ; l'ankylose
de l'épaule. L'invalidité est la même pour l'amputation du
pouce avec ou sans son métacarpien, ce qui est, je crois,
contestable. Et est-il raisonnable d'établir, même en 6° catégorie, une équivalence entre ces lésions et « la perte de
l'usage d'un membre », pour obéir aux prescriptions de la loi
de 1831 ?

Ce qui conduisait à des assertions inadmissibles, car dans le
certificat d'incurabilité pour pension de retraite, le médecin
devait (p. 261 du *Règlement de santé*) déclarer *textuellement*
que la blessure est grave et incurable ; qu'elle met l'homme
(ou le gradé) « non seulement hors d'état de servir, mais
encore de pourvoir à sa subsistance ».

Et j'ai vu des certificats où quatre médecins n'ont pas craint
de signer, pour obéir à cette prescription, qu'une ankylose du
coude ou de l'épaule met un sujet « hors d'état de pourvoir
à sa subsistance » ! Je prends la nomenclature, et je me
demande pour quels numéros c'est vrai : leur nombre est
restreint et j'ajouterai qu'à ce point de vue mieux vaut être
amputé de cuisse (3° classe) qu'hémiplégique, dément, paralytique général à la période de gâtisme (4° classe), ou même à
la période d'état (5° classe).

Passons sur ces erreurs de classification : elles sautent trop
aux yeux pour qu'il soit nécessaire d'insister, mais le fait est
qu'au début de la guerre les instructions relatives aux pensions
et réformes étaient assez mal conçues ; et leurs rédacteurs ne
paraissent pas avoir été fort au courant de ce qu'ont appris,
depuis la loi sur les accidents du travail, les experts de

« l'autre justice ». On se demande cependant quelle différence réelle il y a entre les deux cas.

Aussi, quand on a vu le nombre effrayant de nos invalides, a-t-on senti, au Ministère, la nécessité de donner aux médecins des instructions à la fois plus précises et plus modernes : d'où un décret du 24 mars 1915 et un *Guide Barème*, dont l'auteur, quoique anonyme, est avec certitude compétent.

Ce *Guide Barème* n'est d'ailleurs présenté que comme un guide, car l'auteur sait que les suites d'accidents, même militaires, sont impossibles à classifier de façon absolue. Il y a, sans doute, certains cas typiques dont l'évaluation est pour ainsi dire automatique : mais à tout instant l'appréciation est le résultat d'un examen clinique où l'expert doit tenir compte de facteurs multiples, extrêmement variables d'un cas à l'autre.

Le but de cette brochure est avant tout d'établir des catégories de gratifications correspondant à des réductions de capacité ouvrière évaluées en pourcentage, pour indemniser les infirmités qui n'atteignent pas d'emblée et simultanément la gravité et l'incurabilité exigibles pour la pension de retraite ; les évaluations proposées ont pour base les arrêts similaires de la jurisprudence civile pour les accidents du travail.

Cependant, au lieu de calquer sa jurisprudence sur celle-ci — incapacité ouvrière évaluée au moment de l'expertise et susceptible de revision, dans les trois ans, pour aggravation ou amélioration — l'Administration militaire a maintenu sa division en pensions de retraite et gratifications.

Pour les invalidités incurables, inférieures à 60 pour 100, elle a établi la classe nouvelle des gratifications permanentes, dont on ne voit pas bien la raison d'être à côté de la pension : ce qui est important, c'est la permanence et non le taux d'invalidité.

Pour les invalidités susceptibles de modification, elle a maintenu la gratification temporaire. Il est évident qu'en cela elle a eu raison, car avec nos mœurs électorales habituelles les procédures en revision proprement dite se heurteraient à des difficultés faciles à prévoir.

L'auteur du *Guide Barème* prend soin de déclarer « de la façon la plus expresse » que son œuvre « ne modifie en rien l'échelle de gravité des blessures et infirmités, arrêtée par décision ministérielle du 23 juillet 1887 et commentée par les instructions du 23 juillet 1887 et du 23 mars 1897 ». Et il conclut que les médecins experts continueront à utiliser, jusqu'à nouvel ordre, l'échelle de gravité du 23 juillet 1887, quand il s'agira d'infirmités graves et incurables, ouvrant des droits à la pension de retraite ». Ils consultent le *Guide Barème*, et les taux d'invalidités qu'il propose pour les « infirmités ou maladies ne pouvant être qualifiés de graves et d'incurables dans tous leurs éléments », ainsi que l'exige la loi du 11 avril 1831 pour justifier la proposition de retraite.

Les instructions du *Guide Barème* — sauf la réserve sans grande importance que je viens de faire sur la gratification permanente — sont donc en cela d'une grande clarté. Mais elles sont défectueuses dans l'affirmation que le *Guide* « ne modifie en rien l'échelle de gravité » ancienne.

Si, il la modifie, et il est bon qu'on l'ait modifiée, que l'on ait fait disparaître les absurdités dont j'ai signalé plus haut quelques-unes. Et l'inconvénient d'avoir ainsi voulu sauver la face est que d'assez nombreux médecins continuent à se rapporter à cette nomenclature vicieuse, que de nombreuses réformes sont encore prononcées par « catégorie », en mettant au même niveau la désarticulation de l'épaule ou de la hanche et la désarticulation tibio-tarsienne.

Cette manière de voir est sûrement celle de l'auteur du *Guide Barème* puisqu'il évalue, par un pourcentage différent, les diverses amputations. Aussi aurait-il mieux valu annuler franchement toute l'ancienne échelle de gravité, puisque aussi bien tous ses numéros se trouvent dans la nouvelle.

Je crois que, dans celle-ci, c'est une erreur que de donner le même chiffre pour l'amputation du membre supérieur au-dessus et au-dessous du coude, que d'évaluer à 100 pour 100 l'amputation simultanée des deux pieds. C'est ne pas tenir compte, en effet, des résultats fonctionnels obtenus par l'application raisonnée des appareils prothétiques.

A ce point de vue, je signalerai une donnée indiquée en quelques mots dans le *Guide,* et sur laquelle il convient à mon sens d'insister.

C'est à propos de l'amputation de jambe au tiers inférieur qu'il est parlé des cas où « le moignon est bon, la cicatrice résistante et bien placée ».

Or, c'est une remarque à généraliser, à souligner : dans l'invalidité par amputation, la qualité de la prothèse possible doit être un élément d'appréciation ; donc, il faudrait toujours étudier avec soin dans quelles conditions la forme et la longueur du moignon, la disposition des cicatrices, l'infection osseuse, les douleurs sont compatibles avec tel ou tel appareil. Pour la longueur, direz-vous, c'est indiqué : pas tout à fait assez pour deux cas particuliers. Les amputations intradeltoïdienne et sous- trochantérienne sont des amputations du bras et de la cuisse, et cependant, pour la prothèse elles ne valent guère mieux que les désarticulations correspondantes. car le moignon, trop court, sert peu à l'emboîtement et pas du tout aux mouvements de levier.

Ces données sur la prothèse et ses résultats fonctionnels me conduisent à une observation d'ordre plus général, par laquelle je terminerai ce paragraphe.

Dans nos expertises au civil, nous trouvons un élément important d'appréciation dans la valeur des troubles fonctionnels par rapport à la profession du blessé. L'importance d'une amputation, par exemple, n'est pas la même pour un comptable ou pour un terrassier. Il est regrettable que cela ne soit pas pris en considération pour les réformes militaires, mais il faut reconnaître que pour des motifs divers, sentimentaux. politiques ou autres, ce serait difficile à régulariser: le public comprendrait mal ces différences, à lésion égale, entre deux blessés également « glorieux »: les aptitudes professionnelles s'associeraient vite à des aptitudes électorales ; ces discussions ne peuvent être soulevées que par des experts spécialisés et compétents.

IV. — **LES REFUS DE TRAITEMENT**

La question médico-légale le plus récemment étudiée est celle du *droit du blessé* à refuser tel ou tel traitement, telle ou telle opération.

Il en a été parlé copieusement dans la presse politique, à propos d'un incident terminé il y a quelques semaines en conseil de guerre. Saisie par un de ses membres, l'Académie de médecine, après assez longue discussion en comité secret, a émis un vœu que je reproduirai plus loin.

C'est dans un journal grave, par un article qui visait à l'esprit, que j'ai appris l'histoire suivante :

Un homme était déféré au Conseil de guerre pour un refus de traitement assimilé à un refus d'obéissance et le journaliste se gaussait du médecin qui s'adressait à la justice militaire au lieu d'agir par persuasion, en inspirant confiance.

Il avait raison, le journaliste, pour la question posée de la sorte, et pas un médecin ne me contredira, mais il avait écrit à la légère, car les faits étaient tout autres : un simulateur évident avait pu se redresser brusquement et administrer des coups de poing au major dès qu'il avait senti une décharge électrique ; il était poursuivi et il fut condamné pour voies de fait envers un supérieur.

Donc, pas de Conseil de guerre mis en mouvement par un médecin pour un refus de traitement assimilé à un refus d'obéissance.

Mais le médecin a-t-il le droit d'*imposer* un traitement que le blessé ou le malade *n'a pas le droit de refuser*, quel qu'il soit ? C'est la solution à laquelle s'est rangée l'*Académie de Médecine* (Bulletin. 1916, t. II, p. 210) en votant l'ordre du jour suivant :

Dans le comité secret, l'Académie a adopté la conclusion suivante *sur les interventions et explorations nécessaires dans le service militaire pour le diagnostic et la thérapeutique :*

« Dans la conviction que toutes les mesures ont été ou seront prises pour assurer aux malades et blessés militaires les compétences médico-chirurgicales auxquelles ils ont droit, l'Académie, se plaçant au point de vue purement médical, estime que les malades et blessés militaires ne sont pas fondés à refuser les procédés d'investigation clinique nécessaires au diagnostic, ainsi que les moyens de traitements médicaux et chirurgicaux conformes à l'état actuel de la science, et les mieux appropriés à la guérison. »

Ce texte me paraît mauvais, car il ne tient pas compte de ce fait que certains traitements chirurgicaux « conformes à l'état actuel de la science » peuvent être dangereux, ne fût-ce que par l'aléa du chloroforme; que tous les chirurgiens ne sont pas d'égale valeur ; que le résultat fonctionnel d'une opération peut être évalué avec plus ou moins grande probabilité, mais non avec certitude.

C'est dire que je préfère, de beaucoup, le texte officiel inséré au B. O. B. P. du 5 avril 1915 sous le titre :

Instruction relative à la conduite à tenir en cas de refus, par des militaires, de traitements ou d'opérations reconnus nécessaires.

Le Ministre a été consulté, à diverses reprises, pour savoir quelle conduite il convient de tenir vis-à-vis des militaires en service ou encore des soldats blessés, qui pour des motifs variés (défectueuse compréhension de leurs véritables intérêts, simple pusillanimité, désir de prolonger leur séjour dans les formations sanitaires et parfois aussi espoir d'échapper au service militaire ou de s'assurer une indemnisation durable et élevée) refusent un traitement ou une opération de nature à leur procurer soit l'immunisation contre certaines maladies, soit encore la guérison ou simplement une réduction de l'incapacité de travail créée par une blessure.

D'une façon générale, il importe d'éviter de recourir à une mesure coercitive quelconque. Il appartient au médecin d'user de persuasion, de faire comprendre au soldat le but de la mesure proposée, de lui montrer son véritable intérêt et le bénéfice qu'il peut retirer du traitement ou de l'opération auxquels il hésite à se soumettre.

En cas de refus formel, la solution de la question est variable, selon le mobile déterminant et la nature du traitement ou de l'opération proposés :

1° Lorsqu'il s'agit de prescriptions légales intéressant à la fois la prophylaxie de l'individu et celle de la collectivité telles que l'inoculation de vaccin jennerien ou antityphoïdique le refus de la médication n'est pas admissible.

Celle-ci doit être appliquée d'office dans l'intérêt de la collectivité et le refus peut être, en l'espèce, assimilé à une faute militaire et motiver une répression disciplinaire.

2° Lorsqu'un blessé refuse une méthode simple et non sanglante de traitement, telle que les divers procédés de la physiothérapie (massothérapie, mécanothérapie, thermothérapie, électrothérapie, etc.) de nature à améliorer, sans aucun risque à courir, les infirmités dont il est porteur et à réduire l'incapacité de travail qui en résulte, il peut être assimilé à un simulateur qui entretient ou aggrave intentionnellement sa blessure par refus de soins, avec l'intention de réduire ou de supprimer son aptitude au service et d'augmenter les chances ou le degré de l'indemnisation ultérieure. Il peut encourir de ce fait la série des mesures répressives disciplinaires prévues dans le service intérieur des corps de troupe, sans préjudice de l'éventualité de la réduction proportionnelle ultérieure du taux de son indemnisation, comme il est indiqué au paragraphe suivant.

3° Le droit de refuser une opération sanglante, avec ou sans anesthésie, est considéré comme absolu par la loi et la jurisprudence, en raison de ce fait que toute opération sanglante comporte un risque de mort ; mais l'exercice de ce droit formel de refus peut entraîner certaines responsabilités, c'est-à-dire exposer le blessé à une réduction dans l'indemnisation ultérieure notamment dans les deux cas suivants :

a) Lorsque l'opération est très peu importante et surtout ne comporte pas l'anesthésie générale. Exemple : incision d'une collection purulente superficielle ; extraction d'une balle facilement accessible, etc.

b) Lorsqu'une opération est rendue urgente, sans discussion possible, par le fait d'une complication susceptible de conduire à une incapacité importante ou absolue. Exemple : refus de l'énucléation d'un œil blessé en cas de menace d'ophtalmie sympathique ; refus d'amputation d'un membre en cas de gangrène, etc.

En pareille occurrence, il appartient au médecin traitant d'exposer au malade, en conseiller et en ami, que l'opération est sa seule chance de survie, ou de guérison prompte, ou de moindre infirmité.

Il lui proposera de prendre l'avis d'un ou même de plusieurs médecins consultants, ou encore éventuellement, l'évacuation sur un centre chirurgical de la Région.

Si, malgré tout, le malade persiste dans son refus le médecin traitant dressera un procès-verbal dans lequel seront exactement mentionnés l'opération proposée et sa justification, ainsi que le refus de l'intéressé avec ses motifs.

Ce procès-verbal sera signé du malade, du médecin traitant, du médecin-chef. Si le malade refuse de signer, il en sera fait mention audit procès-verbal.

Le procès-verbal de refus d'opération ou de traitement sera établi en double expédition, dont un exemplaire sera conservé par le médecin-chef de la formation sanitaire et un exemplaire adressé au Conseil d'Administration du corps auquel appartient le blessé.

A la sortie de l'hôpital ou au retour de convalescence deux cas peuvent se présenter :

1ᵉʳ Cas. — Le blessé a conservé l'aptitude au service armé ou auxiliaire. Il fera retour à son dépôt et sera utilisé jusqu'à sa libération et ultérieurement dans la réserve, selon son aptitude physique définie par l'instruction ministérielle en vigueur.

2e Cas. — Le blessé présente à sa libération, une réduction variable de sa capacité de travail, ou bien il est considéré, à sa sortie de l'hôpital ou ultérieurement, comme incapable de servir et de rentrer au service. Dans les deux cas, il sera présenté à une commission spéciale de réforme et examiné conformément à la législation en vigueur, en ce qui concerne les propositions pour les gratifications de réforme ou les pensions de retraite.

Toutefois dans l'appréciation numérique de la réduction d'incapacité de travail, les experts, mis en possession du procès-verbal de refus d'opération ou de traitement invariablement annexé aux pièces d'origine du dossier, devront préciser par un chiffre fractionnel dans les formes habituelles, la mesure dans laquelle l'opération aurait pu réduire le taux total de l'incapacité de travail.

Les propositions seront rédigées, en tenant compte du surplus d'impotence fonctionnelle occasionnée par le refus de traitement ou d'opération.

Le comité consultatif de santé ou, à son défaut, la commission consultative médicale appréciera ultérieurement au double point de vue de la gravité et de l'incurabilité, la réduction de capacité de travail qui ressort directement à la blessure et celle qui provient du refus d'opération ou de traitement.

Donc, lorsque le refus a lieu, un procès-verbal est signé à la fois par le médecin, qui précise la nature et le but du traitement proposé et le déclare sans danger ; par le blessé, qui indique le motif de son refus.

Les sanctions d'ordre administratif appartiennent à la seule autorité militaire, mais il est évident que l'avis des médecins désignés pour l'expertise ultérieure sera important pour établir deux points :

1° Si du refus résulte la persistance d'une invalidité dont le traitement diminuerait le pourcentage ;

2° Si le sujet est un simulateur, ou tout au moins s'il craint que le traitement, opératoire ou non, ne le remette en état d'être récupéré par le service armé.

La réponse à la première question est donnée comme dans les expertises au tribunal civil : on indique dans le rapport quel est le taux de l'invalidité actuelle, quel serait le taux probable après l'opération, et le tribunal juge, la plupart du temps en tenant compte à l'ouvrier de sa mauvaise volonté.

La catégorie des simulateurs paraît au premier abord très simple. Elle l'est, en effet, lorsque la simulation est certaine. cas auquel, dans les services spéciaux de neurologie, un clinicien avisé, arrive le plus souvent à dépister la supercherie. Il n'y a plus, alors, qu'à établir un certificat détaillé, avec preuves à l'appui et à remettre le délinquant — c'en est un — entre les mains de l'autorité militaire.

Mais il faut reconnaître que les cas complexes, ambigus. ne sont pas rares et que nous ne pouvons souvent pas émettre. tout au moins d'emblée, un jugement absolu.

Mettons à part les accidents hystériques proprement dits. contractures ou paralysies : il s'agit alors de vrais malades, à soigner comme tels. Négligeons aussi les rétractions musculo-tendineuses vraies, par sclérose, qui rentrent dans la première catégorie. Mais il y a toute une série de blessures qui, dans un muscle ou à côté d'un muscle. se compliquent de contractures où il est difficile de faire le départ exact entre le réflexe et la volonté.

Si l'homme avait toujours, comme on semble le croire volontiers, la nostalgie de la tranchée. mon impression est qu'il lui suffirait souvent d'un léger effort pour vaincre la douleur initiale. Il ne le fait pas. sans être à vrai dire un simulateur. mais en partie, tout de même, parce que l'hospitalisation prolongée ne lui déplait pas. C'est de la psychologie de l'inconscient ou, pour parler le jargon philosophique moderne. de la conscience subliminale.

Nous observons cela au pied surtout. A cause d'une cicatrice douloureuse, parfois insignifiante. par exemple un séton de balle près du tendon d'Achille. le sujet commence à marcher sur le bord externe du pied. Puis il continue, et l'équin varus est fixé par la contracture du triceps sural et du jambier antérieur. Il peut y avoir là quelque chose de matériel, mal expliqué il est vrai, car j'ai vu de ces cas où l'on provoque la trépidation épileptoïde. Mais il n'y a rien de définitif, par sclérose. puisque sous le chloroforme — et même parfois sans chloroforme si on saisit un moment de détente musculaire — on obtient sans effort le redressement complet.

Mais prenez ce pied dans le plâtre, en talus valgus, pour quinze jours ou trois semaines ; et dès que vous retirerez l'appareil, la contracture reparaîtra.

Simulation, donc acte dolosif, ou psychologie subliminale d'un névropathe qui, sans se l'avouer peut-être, préfère rester où il est ? Il est possible — je crois même probable — qu'une ténotomie serait efficace. Mais notre expérience de ces cas est encore insuffisante pour que nous puissions l'*ordonner*.

La discussion est à peu près la même pour les contractures musculaires par lesquelles, à l'aide d'une sorte d'éducation spéciale où la volonté entre sans doute pour beaucoup, le phénomène de l'articulation à ressort est provoqué.

Tout cela ne relève pas du conseil de guerre, mais d'un traitement psychique et il y a des centres spéciaux où l'on s'occupe de traiter, sous la direction de spécialistes compétents, ces psychonévroses souvent fort difficiles à étudier.

C'est la seule manière de soumettre à une surveillance exacte — indispensable à un diagnostic précis — ces hommes qui refusent un traitement ou le suivent avec mauvaise volonté.

TABLE DES MATIÈRES

CHARTRES. — IMPRIMERIE DURAND, RUE FULBERT.

═══ *MASSON ET C⁽ⁱ⁾, ÉDITEURS* ═══

Vient de paraître :

F. BARJON
Médecin des Hôpitaux de Lyon.

Radiodiagnostic des Affections Pleuro-pulmonaires

1 vol. gr. in-8 de 192 pages avec figures dans le texte et 26 planches hors texte. . . . . **6** fr.

Cet ouvrage, qui contient un chapitre spécial sur les *Blessures pénétrantes du thorax par projectiles de guerre*, est destiné à servir de guide aux radiologistes et aux médecins pour l'interprétation des images thoraciques.

Le radio-diagnostic pleuro-pulmonaire est un des sujets les plus délicats de la radiologie : c'est celui qui nécessite de la façon la plus étroite, une collaboration constante avec la clinique, car les images du thorax sont d'une variété infinie.

L'ouvrage du Dʳ Barjon a le mérite de réunir une importante collection de documents radiographiques, tous démonstratifs et choisis pour servir de types. L'interprétation suit, page par page, les photographies et s'accompagne des schémas nécessaires pour les commenter.

La Pratique Neurologique

PUBLIÉE SOUS LA DIRECTION DE PIERRE MARIE
Professeur à la Faculté de Médecine de Paris, Médecin de la Salpêtrière

PAR MM.

O. CROUZON, G. DELAMARE, E. DESNOS, G. GUILLAIN, E. HUET, LANNOIS, A. LÉRI, F. MOUTIER, POULARD, ROUSSY

1 vol. gr. in-8, de 1408 pages, avec 302 fig. Relié toile . . . . . **30** fr.

MASSON ET Cie, ÉDITEURS

A. LAVERAN
Professeur à l'Institut Pasteur,
Membre de l'Institut
et de l'Académie de Médecine.

F. MESNIL
Professeur
à l'Institut Pasteur.

Trypanosomes
et Trypanosomiases

DEUXIÈME ÉDITION, ENTIÈREMENT REFONDUE

1 *vol. gr. in-8 de* VIII-1000 *pages, avec* 198 *figures dans le texte et une planche hors texte en couleurs.* . . . . **25** fr.

R. SABOURAUD
Directeur du Laboratoire Municipal à l'Hôpital Saint-Louis.

Maladies du Cuir Chevelu

TOME I. — *Les Maladies Séborrhéiques : Séborrhées, Acnés, Calvitie.*
1 *vol. gr. in-8, avec* 91 *figures en noir et en couleurs* . . . . **10** fr.

TOME II. — *Les Maladies desquamatives : Pityriasis*
et Alopécies pelliculaires
1 *vol. gr. in-8, avec* 122 *figures en noir et en couleurs* . . . **22** fr.

TOME III. — *Les Maladies cryptogamiques : Les Teignes*
1 *vol. gr. in-8, de* VI-855 *pages, avec* 433 *fig. et* 28 *planches.* . **30** fr.

La Pratique Dermatologique

PUBLIÉE SOUS LA DIRECTION DE MM.

Ernest **BESNIER,** **L. BROCQ,** **L. JACQUET**

PAR MM.

AUDRY, BALZER, BARBE, BAROZZI, BARTHÉLEMY, BÉNARD, Ernest BESNIER, BODIN, BRAULT, BROCQ, DE BRUN, COURTOIS-SUFFIT, DU CASTEL, CASTEX, DARIER, DEHU, DOMINICI, DUBREUILH, HUDELO, JACQUET, JEANSELME, LAFFITTE, LENGLET, LEREDDE, MERKLEN, PERRIN, RAYNAUD, RIST, SABOURAUD, SÉE, THIBIERGE, TRÉMO-LIÈRES, VEYRIÈRES

4 *volumes reliés, avec figures et* 89 *planches en couleurs.* . . . **156** fr.

TOME I : **36** fr. — TOMES II, III, IV, chacun : **40** fr.

P. POIRIER — A. CHARPY

Traité
d'Anatomie Humaine

NOUVELLE ÉDITION, ENTIÈREMENT REFONDUE PAR

A. CHARPY   *et*   **A. NICOLAS**

Professeur d'Anatomie à la Faculté
de Médecine de Toulouse.

Professeur d'Anatomie à la Faculté
de Médecine de Paris.

O. AMOEDO, ARGAUD, A. BRANCA, R. COLLIN, B. CUNÉO, G. DELAMARE,
Paul DELBET, DIEULAFÉ, A. DRUAULT, P. FREDET, GLANTENAY,
A. GOSSET, M. GUIBÉ, P. JACQUES, Th. JONNESCO, E. LAGUESSE,
L. MANOUVRIER, P. NOBÉCOURT, O. PASTEAU, M. PICOU, A. PRENANT,
H. RIEFFEL, ROUVIÈRE, Ch. SIMON, A. SOULIÉ, B. de VRIESE,
WEBER.

M. LERMOYEZ
**Membre de l'Académie de Médecine, Médecin des Hôpitaux de Paris.
Chef du Service oto-rhino-laryngologique de l'Hôpital Saint-Antoine.**

Notions pratiques
d'Electricité

à l'usage des Médecins, avec renseignements spéciaux pour les oto-rhino-laryngologistes

1 *vol. gr. in-8, de* XIII-863 *p., avec* 426 *fig., élégant cartonnage.* **20** fr.

Ce livre s'adresse aux praticiens : il a été spécialement et exclusivement composé pour leur usage. Jusqu'ici un tel ouvrage n'existait pas. Le médecin était pris d'une part entre les traités d'électricité médicale écrits d'un point de vue thérapeutique et, de l'autre, les traités de physique pure, bourrés de formules et éloignés de toute application précise.

Il fallait donc un livre qui fût autre chose qu'un ouvrage d'électrothérapie, qui éliminât les formules des traités de physique et qui fût plus explicite que les catalogues des fabricants.

Vient de paraître : | *Huitième édition entièrement refondue*

A. RIBEMONT-DESSAIGNES
**Professeur de clinique obstétricale
à la Faculté de Médecine de Paris,
Accoucheur de l'Hôpital Beaujon,
Membre de l'Académie de Médecine.**

G. LEPAGE
**Professeur agrégé à la Faculté
de Médecine de Paris,
Accoucheur de la Maternité
de l'Hôpital Boucicaut.**

Traité
d'Obstétrique

1 *vol. gr. in-8, de* XIII-1574 *pages, avec* 587 *figures dans le texte,
dont* 452 *dessinées par* RIBEMONT-DESSAIGNES. *Relié toile.* **32** fr.

Le même ouvrage relié en deux volumes. . . **35** fr.

*C'*est en 1893 que parut cet ouvrage dont les éditions se sont succédé avec rapidité. L'édition actuelle a subi de nombreux remaniements nécessités par l'évolution même de la science obstétricale qui s'éclaire et progresse grâce aux découvertes faites dans les autres branches de la médecine.

MASSON ET C⁰⁸, ÉDITEURS

Le plus sérieux — Le mieux informé — Le plus complet
Le mieux illustré — Le plus répandu

DE TOUS LES JOURNAUX DE VULGARISATION SCIENTIFIQUE

La Nature

REVUE DES SCIENCES

et de leurs Applications aux Arts et à l'Industrie

JOURNAL HEBDOMADAIRE ILLUSTRÉ

Les publications illustrées abondent et les images de la guerre traînent sur toutes les tables. Mais *La Nature* ne ressemble à aucun autre périodique. Au fur et à mesure que les événements se sont déroulés, la technique de la guerre s'est modifiée, les applications des sciences se sont enrichies, les appels aux industries nationales se sont multipliés, les rapports économiques des peuples se sont transformés, et les conditions géographiques, même, ont joué des rôles variés et imprévus. *La Nature* a tenu ses lecteurs au courant de toute cette intense vie guerrière, scientifique et industrielle. Mais ce qui constitue son originalité, c'est que jamais *La Nature* ne s'est départie de son caractère de journal *technique*. En s'adressant au grand public cultivé — et en écrivant pour lui — elle n'a pas voulu sacrifier à l' « *à peu près* ». Sur tous sujets d'actualité : armement, industrie, économie, elle a publié de véritables petites études précises, informées et écrites par des spécialistes. Bref, *La Nature* a su concilier le souci de *l'actualité* qui prime toutes les autres — la guerre — et son caractère de journal de vulgarisation *scientifique*.

PARIS	DÉPARTEMENTS	UNION POSTALE
Un an . . . **20 fr.**	Un an . . **25 fr.** »	Un an . . . **26 fr.**
Six mois . . **10 fr.**	Six mois. **12 fr. 50**	Six mois . . **13 fr.**

78765. — IMP. LAHURE.